Atlas Didático de Parasitologia

3ª Edição

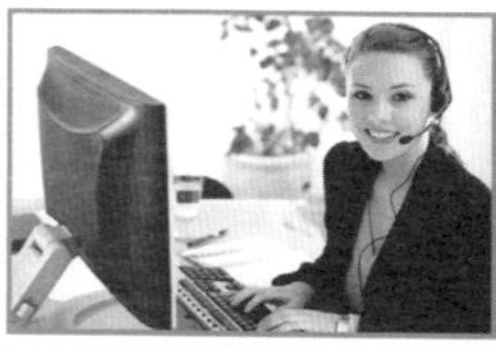

Atlas Didático de Parasitologia

3ª Edição

David Pereira Neves

Mestre e Doutor em Ciências. Ex-Professor da Faculdade de Medicina da UFMG. Ex-Professor da Escola de Enfermagem da UFMG. Ex-Pesquisador pelo CNPq. Aposentado pelo Departamento de Parasitologia ICB/UFMG. Ex-Professor de Parasitologia Médica da Faculdade de Saúde e Ecologia Humana, FASEH, Vespasiano, MG, cursos de Enfermagem e de Medicina.

João Batista Bittencourt Neto

Especialista em desenhos científicos. Aposentado pelo Departamento de Biologia Geral do ICB/UFMG. Ilustrador independente de livros e de trabalhos científicos.

Com 98 desenhos distribuídos em 4 partes e parte especial com 32 fotos em cores obtidas em microscópio

Atheneu

EDITORA ATHENEU

São Paulo —	*Rua Avanhandava, 126 — 8º andar* *Tel.: (11) 2858-8750* *E-mail: atheneu@atheneu.com.br*
Rio de Janeiro —	*Rua Bambina, 74* *Tel.: (21)3094-1295* *E-mail: atheneu@atheneu.com.br*

Capa: Equipe Atheneu

Produção Editorial: FP - Fernando Palermo

CIP-BRASIL. CATALOGAÇÃO NA PUBLICAÇÃO
SINDICATO NACIONAL DOS EDITORES DE LIVROS, RJ

N423a
3. ed.

Neves, David Pereira
Atlas didático de parasitologia / David Pereira Neves, João Batista Bittencourt Neto. - 3. ed. - Rio de Janeiro : Atheneu, 2019.

Inclui bibliografia
ISBN 978-85-388-1002-5

1. Parasitologia médica - Atlas. I. Bittencourt Neto, João Batista. II. Título.

19-57141 CDD: 616.960222
CDU: 616-022(084.4)

Vanessa Mafra Xavier Salgado - Bibliotecária - CRB-7/6644

20/05/2019 22/05/2019

NEVES.D.P., BITENCOURT NETO J.B.
Atlas Didático de Parasitologia — 3ª edição

Dedicatória

*Ao inesquecível e ilustre mestre,
Professor Amílcar Vianna Martins, que, como
poucos, teve a coragem de sonhar com uma
ciência engajada no bem-estar de seu povo.*

Apresentação

Prezados colegas e alunos,

Escreve-se um livro científico tendo como objetivos divulgar conhecimentos e servir ao outro. E quando esses objetivos são alcançados a satisfação do autor é enorme e o estímulo para continuar a escrever é imenso. Em razão disso, é com muita alegria que preparei esta terceira edição deste Atlas, agradecendo a cada colega e aluno pela adoção, sugestões e confiança nas edições anteriores.

Nas edições anteriores, contei com a participação inestimável do desenhista científico João Batista Biettencourt Neto e com as colaborações especiais do Gildo Pedro Ribeiro e Alexon Melgaço Racilan, respectivamente técnico e estagiário do Laboratório de Parasitologia da FASEH (Faculdade de Saúde e Ecologia Humana) pelas fotos da edição anterior, aos quais muito agradeço. Nesta terceira edição, acrescentei fotos de carrapatos, aranhas, escorpiões e lacraias, gentilmente cedidas pelo Dr. Daniel Sobreira Rodrigues, da Fazenda Experimental Santa Rita-EPAMIG, Prudente de Morais, MG, pelo Pedro Henrique Martins, aluno de mestrado do Programa de pós-graduação em Zoologia no Laboratório de Aracnologia do ICB-UFMG e pelo Prof. Leonardo Souza Carvalho, do Departamento de Zoologia da UFPI — Campus Floriano, aos quais desejo apresentar minha gratidão. Desejo agradecer também aos diretores e a toda a equipe da Editora Atheneu pelo apoio, confiança e eficiência na produção de cada livro, sempre buscando o crescimento de nosso povo e nosso país. Quero expressar um agradecimento especial à minha esposa, Anamaria, pelo apoio constante e pela ajuda nos enigmas do computador. Parabéns e muito obrigado a cada um.

Conforme enfatizado nas edições anteriores deste Atlas, desejamos repetir aqui que "as doenças parasitárias não são decorrentes do clima, mas sim da pobreza, do desequilíbrio social e ambiental, da ignorância e da submissão individual e coletiva aos preconceitos, às distorções da imprensa e às dominações político-religiosas". Esses fatores reunidos, por sua vez, geram baixa autoestima, baixas condições sociais e sanitárias, perpetuando as endemias, o analfabetismo, a indiferença, a mediocridade. Portanto, é fundamental que cada pessoa se conscientize disso e se torne um cidadão lúcido, capaz de identificar as falsas notícias e permanecer engajado na busca de uma vida melhor para si e para a comunidade onde vive, livre de manipulações ideológicas e teológicas.

Portanto é com muito orgulho que lhes entrego esta terceira edição do *Atlas Didático de Parasitologia*, fruto do trabalho de muitas pessoas.

Com um abraço e os cumprimentos de

David Pereira Neves

Julho de 2019

Sumário

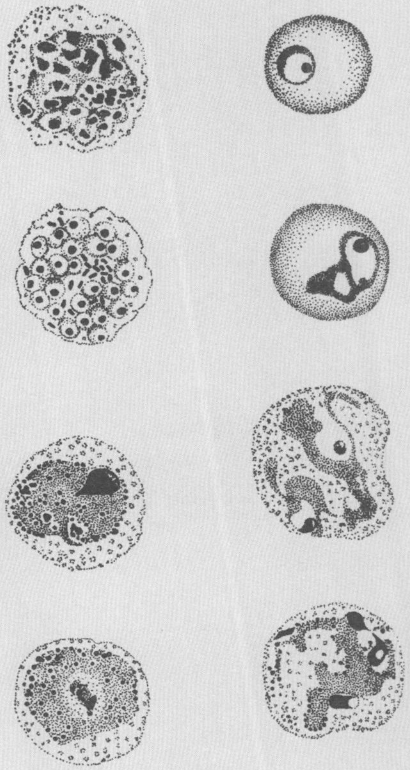

Classificação dos Parasitos

1

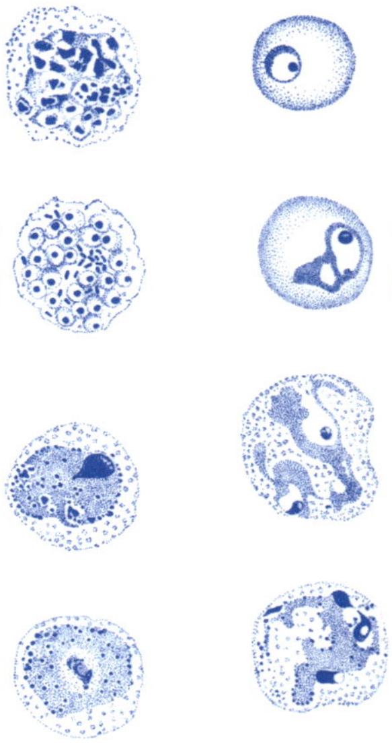

Introdução

Este é um Atlas diferente, associando desenhos e fotos dos principais parasitos que podem ocorrer em humanos. Na primeira parte apresenta desenhos científicos cuidadosamente elaborados e, na segunda parte, correspondente a cada desenho, mostramos uma foto do parasito, obtida em preparações especiais para o diagnóstico em microscopia. Assim, os parasitos humanos estão mostrados com indicação de detalhes usados para sua identificação específica. Associa assim aspectos clássicos e modernos, dentro de uma visão dinâmica da parasitologia, voltada para a formação generalista do profissional de saúde. E esse profissional, hoje mais do nunca, precisa ter uma visão de conjunto, abrangendo aspectos sanitários, sociais e ambientais de nossa sociedade. Porém meu caro leitor, a última coisa que desejo é aumentar o volume de informação que nos cerca. O meu desejo maior é fornecer ferramentas para o aluno "ter a capacidade de extrair o sentido correto da informação, entendendo o conjunto da sociedade que o cerca". Entender o mundo para buscar a justiça social e o equilíbrio ambiental.

A classificação dos seres vivos aqui adotada é a mais recente e as ilustrações abrangem os três grupos componentes da parasitologia: protozoários, helmintos e artrópodes, iniciando cada grupo com sua classificação e, em seguida, mostrando as figuras representativas de cada espécie.

Segundo os cientistas, a vida no Planeta Terra surgiu há cerca de 3.8 bilhões de anos em algum pântano ou mangue quente, onde se formaram as primeiras protomoléculas. A partir daí e seguindo as circunstâncias e necessidades ambientais, tiveram início os processos evolutivos, a partir dos quais milhões de espécies vegetais e animais se formaram, exercendo suas funções ecológicas e mantendo a interdependência e reciclagem das espécies como forma de perpetuação da sinergia vital do Planeta.

Em decorrência da existência de milhões de espécies, e para permitir os estudos e o entendimento da vida, foi necessário realizar o agrupamento ou classificação dos seres vivos, conforme suas semelhanças físicas, biológicas e evolutivas. Mas essas classificações evoluíram conforme os conhecimentos científicos progrediam. Até cerca de 60 anos atrás, os componentes da natureza eram agrupados em três reinos: Vegetal, Animal e Mineral. Depois os seres vivos passaram a ser agrupados em cinco reinos: Monera, Protista, Plantae, Fungi e Animalia. A partir de 2004 os seres vivos foram agrupados em dois grandes impérios, classificação essa baseada na sequência do DNA dos mesmos:

- Império Procariota: Reino Bacteria.
- Império Eucariota: Reinos Protozoa, Animalia, Fungi, Plantae e Chromista.

Entende-se por Eucariota os organismos que apresentam membrana celular, o retículo-endoplasmático, o complexo de Golgi e um núcleo, no qual está presente o material genético -DNA- contido em cromossomos; Procariota são organismos que não possuem núcleo diferenciado e o DNA permanece mergulhado no citoplasma celular.

Assim, os parasitos que podem atingir humanos estão nos Reinos Protozoa e Animalia (Platyhelminthes, Nematoda, Acanthocephala e Artropoda). É interessante salientar que durante os processos evolutivos ocorridos na natureza, diversas espécies de parasitos de primatas superiores passaram a ocorrer em humanos.

É de fundamental importância ressaltar que das milhares de espécies de seres vivos existentes em nosso planeta, apenas algumas centenas são nocivas, podendo causar algum dano aos vegetais, aos animais ou aos humanos. Portanto, em sua quase totalidade, os seres vivos são úteis e interdependentes, pois são o sustentáculo da vida. Em outras palavras, os seres vivos são a própria vida! As espécies úteis, em geral, não são lembradas, nem tomamos conhecimento de sua existência, mas das espécies nocivas, que estão sempre em torno de nós, sabemos usualmente nome e endereço completos... Mas por que isso? Porque construímos uma sociedade injusta, desigual e desequilibrada, tanto social, como ambientalmente falando, criando espaço e condições desfavoráveis para os humanos viverem, mas favoráveis para os agentes etiológicos proliferarem em nossa volta. Dessa forma, podemos dizer que as parasitoses são doenças decorrentes de nossa ação ou omissão! Assim sendo, é imprescindível conhecer e estudar os parasitos sempre lembrando que, para reduzir sua presença entre nós, as palavras-chave são: educação sanitária, educação ambiental e educação cívica. A profilaxia específica, o desenvolvimento social e ambiental virão como consequência.

Na Tabela 1.1, há um quadro geral da classificação atual dos parasitos humanos conforme os Impérios, Reinos e Filos que nos interessam, com indicação de alguns exemplos.

Tabela 1.1
Quadro Sinóptico dos Organismos que Parasitam os Humanos

Império	*Reinos*	*Filos*	*Exemplos*
Eucariota	Protozoa	Sarcomastigophora	Amebas, tripanosomas
		Apicomplexa	Plasmódios, *Toxoplasma*
		Ciliophora	Balantídio
		Microspora	*Enterocytozoon*
	Animalia	Platyhelminthes	*Schistosoma*, tênias
		Nematoda	*Ascaris*, ancilóstomas
		Acanthocephala	Moniliformes
		Arthropoda	Moscas, ácaros
		Mollusca	*Biomphalaria*

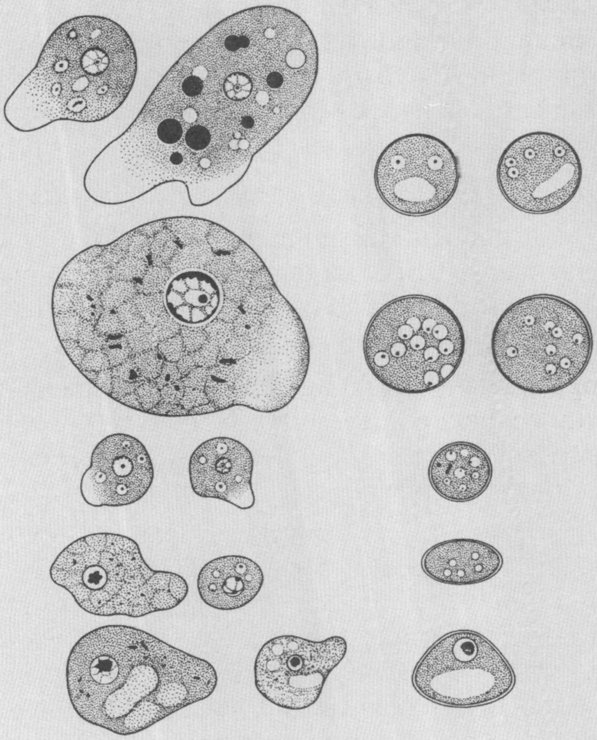

Protozoologia

2

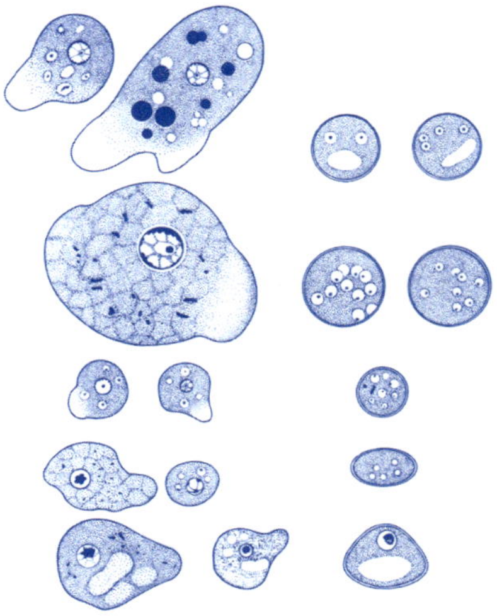

Os protozoários são organismos unicelulares, com uma grande importância biológica e médica. Possuem características morfológicas, biológicas e reprodutivas muito interessantes. Existem cerca de 40.000 espécies de protozoários vivos conhecidas, dos quais 10.000 espécies vivem interagindo com invertebrados e vertebrados. Essa interação pode variar desde simbiontes e comensais até parasitismo mesmo. Com relação aos humanos, não chega a 100 o número de espécies de protozoários que nos atingem como parasitos.

Quanto à sua localização, podemos ter:

- Protozoários do Aparelho Digestório e Urinário: *Entamoeba histolytica, E. coli, E. hartmanni, E. dispar, E. gengivalis, Iodamoeba butschlii, Endolimax nana, Giardia lamblia, Trichomonas hominis, T. tenax, T. vaginalis, Balantidium coli, Isospora belli, Cryptosporidium parvum, Microsporidium* sp., *Enterocytozoon bieneusi, Cyclospora cayetanensis.*
- Protozoários Sanguíneos e de Tecidos: *Plasmodium falciparum, P. vivax, P. malariae, Toxoplasma gondii, Trypanosoma cruzi, T. rangeli, Leishmania chagasi, L. mexicana, L. braziliensis, Babesia* sp., *Pneumocystis carini.*

Essa classificação é bem prática para o aluno se orientar, mas do ponto de vista científico seguiremos a classificação apresentada na Tabela 2.1, descrita em detalhes nos livros de parasitologia da Editora Atheneu.

Em seguida, apresentaremos uma seqüência de figuras (Figs. 2.1 a 2.29), cujos desenhos mostram os protozoários e, depois, os helmintos e os artrópodes de interesse médico. Cada figura foi selecionada e cuidadosamente desenhada, mostrando detalhes da morfologia, fundamentais para o reconhecimento do parasito e, conseqüentemente, para a realização do diagnóstico correto. Na Parte 5 deste Atlas, mostramos numerosas fotos obtidas em microscópio e apresentadas na mesma sequência dos desenhos: protozoários, helmintos e artrópodes.

Tabela 2.1
Classificação dos Protozoários de Importância Médica

Filos	Subfilos	Ordens	Famílias	Gêneros	Espécies
Sarcomastigophora (presença de flagelos ou pseudópodos)	Mastigophora (com flagelos)	Kinetoplastida	Trypanosomatidae	*Trypanosoma*	*T. cruzi*
				Leishmania	*L. braziliensis* *L. chagasi*
		Diplomonadida	Hexamitidae	*Giardia*	*G. lamblia*
		Trichomonadida	Trichomonadidae	*Trichomonas*	*T. vaginalis*
	Sarcodina (com pseudópodos)	Amoebida	Endamoebidae	*Entamoeba*	*E. histolytica* *E. coli*
			Acanthamoebidae	*Acanthamoeba*	*A. culbertsoni*
			Hartmaneliidae	*Hartmanella*	
		Schizopyrenida	Schizopyrenidae	*Naegleria*	*N. fowleri*
Apicomplexa (presença de "complexo apical" – todas espécies são parasitos)		Piroplasmida	Babesiidae	*Babesia*	*B. microti*
		Eucoccidiida	Eimeriidae	*Cyclospora*	*C. cayetanensis*
				Isospora	*I. belli*
			Sarcocystidae	*Sarcocystis*	*S. hominis*
				Toxoplasma	*T. gondii*
			Plasmodiidae	*Plasmodium*	*P. vivax* *P. falciparum* *P. malariae*
			Cryptosporidiidae	*Cryptosporidium*	*C. muris*
Ciliophora (presença de cílios)	Kinetofragminophorea	Trichostomatida	Balantidiidae	*Balantidium*	*B. coli*
Microspora		Chytridiopsida	Enterocytozoonidae	*Enterocytozoon*	*E. bieunesi*

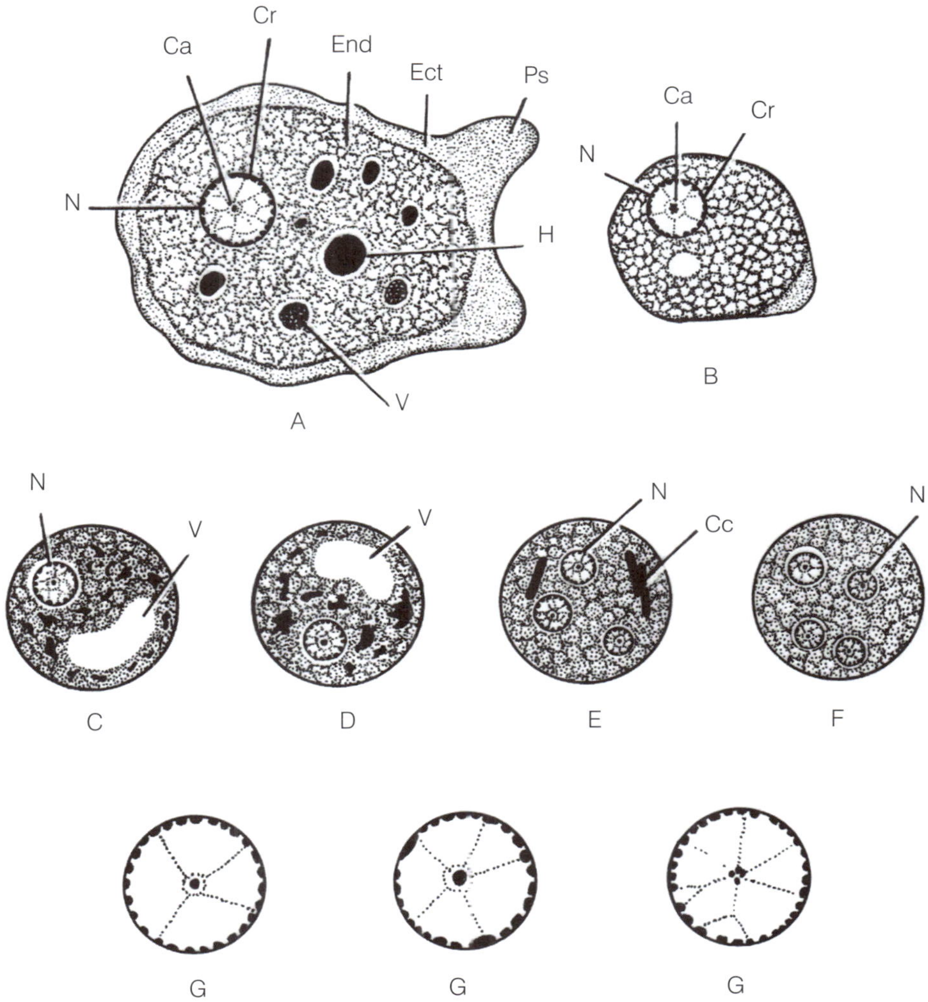

Fig. 2.1 – *Entamoeba histolytica,* parasito do intestino grosso humano. A – Trofozoíto invasivo; B – trofozoíto na luz intestinal; C, D, E e F – cisto; G – detalhe do núcleo. Nos trofozoítos, observar o citoplasma diferenciado em ecto e endoplasma, cariossoma pequeno e central, cromatina periférica delicada; o trofozoíto invasivo é maior (40 a 60 micrômetros), com pseudópodos ativos e presença de hemácias; o trofozoíto vegetativo é menor (20 a 30 micrômetros). Os cistos medem de 8 a 20 micrômetros de diâmetro, podendo apresentar de um a quatro núcleos, um vacúolo (ou reserva) de glicogênio e corpos cromatoides em forma de "charuto". Os núcleos apresentam uma forma de "roda de carroça", com a cromatina periférica delicada e o cariossoma pequeno e central (em *E. coli*, a cromatina é grosseira e o cariossoma é grande e excêntrico). N = núcleo; Ca = cariossoma; Cr = cromatina; End = endoplasma; Ect = ectoplasma; Ps = pseudópodo; H = hemácia; V = vacúolo; Cc = corpo cromatoide.

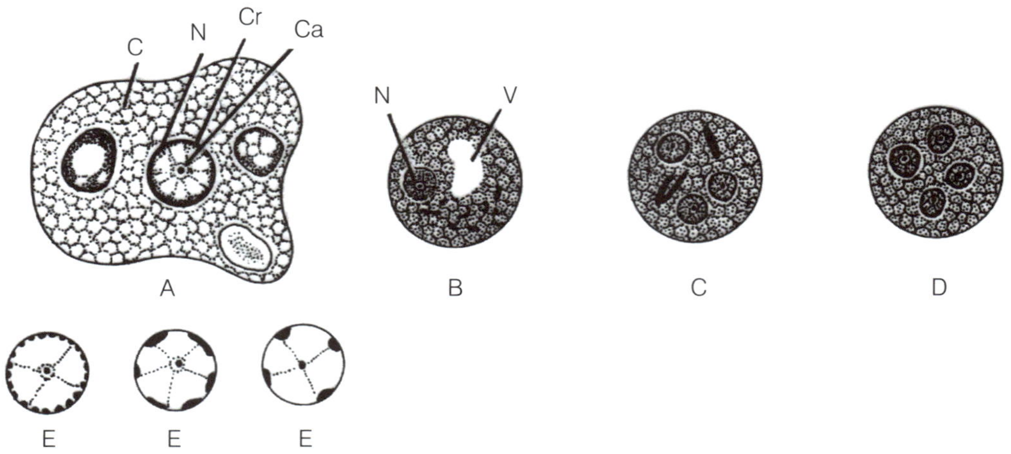

Fig. 2.2 – *Entamoeba hartmanni*, comensal do intestino grosso humano. A – Trofozoíto; B, C e D – cisto; E – detalhe do núcleo. Assemelha-se muito à *E. histolytica*, porém é muito menor: o trofozoíto mede de 7 a 12 micrômetros e o cisto mede de 5 a 10 micrômetros de diâmetro. N = núcleo; C = citoplasma; Cr = cromatina; Ca = cariossoma; V = vacúolo (ver Fig. 3.28).

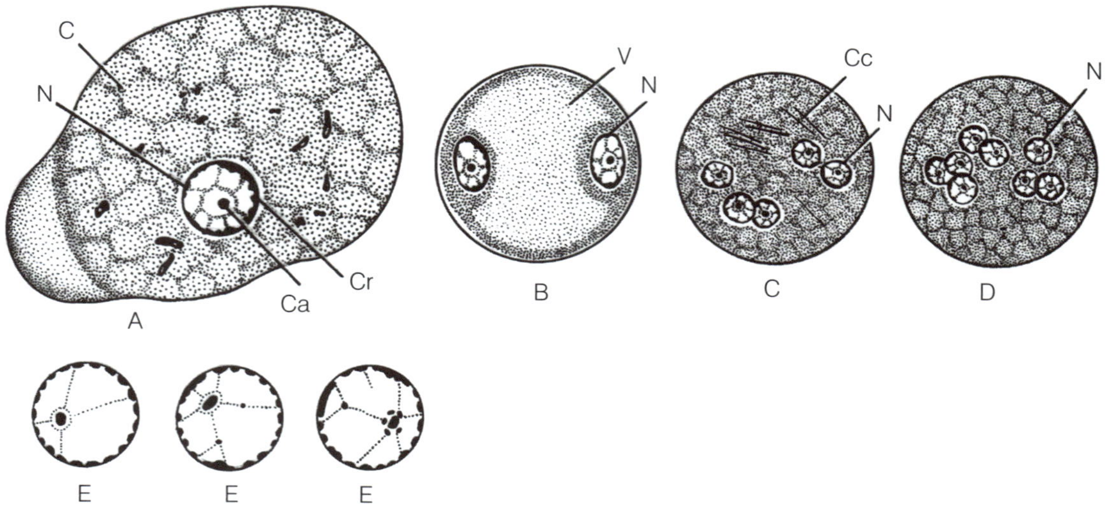

Fig. 2.3 – *Entamoeba coli,* comensal do intestino grosso humano. A – Trofozoíto; B, C e D – cisto; E – detalhe do núcleo. Notar que esse protozoário é maior que a *E. histolytica*, pois o trofozoíto mede de 20 a 50 micrômetros de diâmetro e não possui citoplasma diferenciado em ecto e endoplasma; o cisto mede de 15 a 20 micrômetros e apresenta até oito núcleos; os corpos cromatoides são em forma de palito e o vacúolo de glicogênio é grande. No núcleo, a cromatina periférica é grosseira e irregular e o carioossoma é grande e excêntrico. N = núcleo; C = citoplasma; Ca = cariossoma; Cr = cromatina; V = vacúolo; Cc = corpo cromatoide.

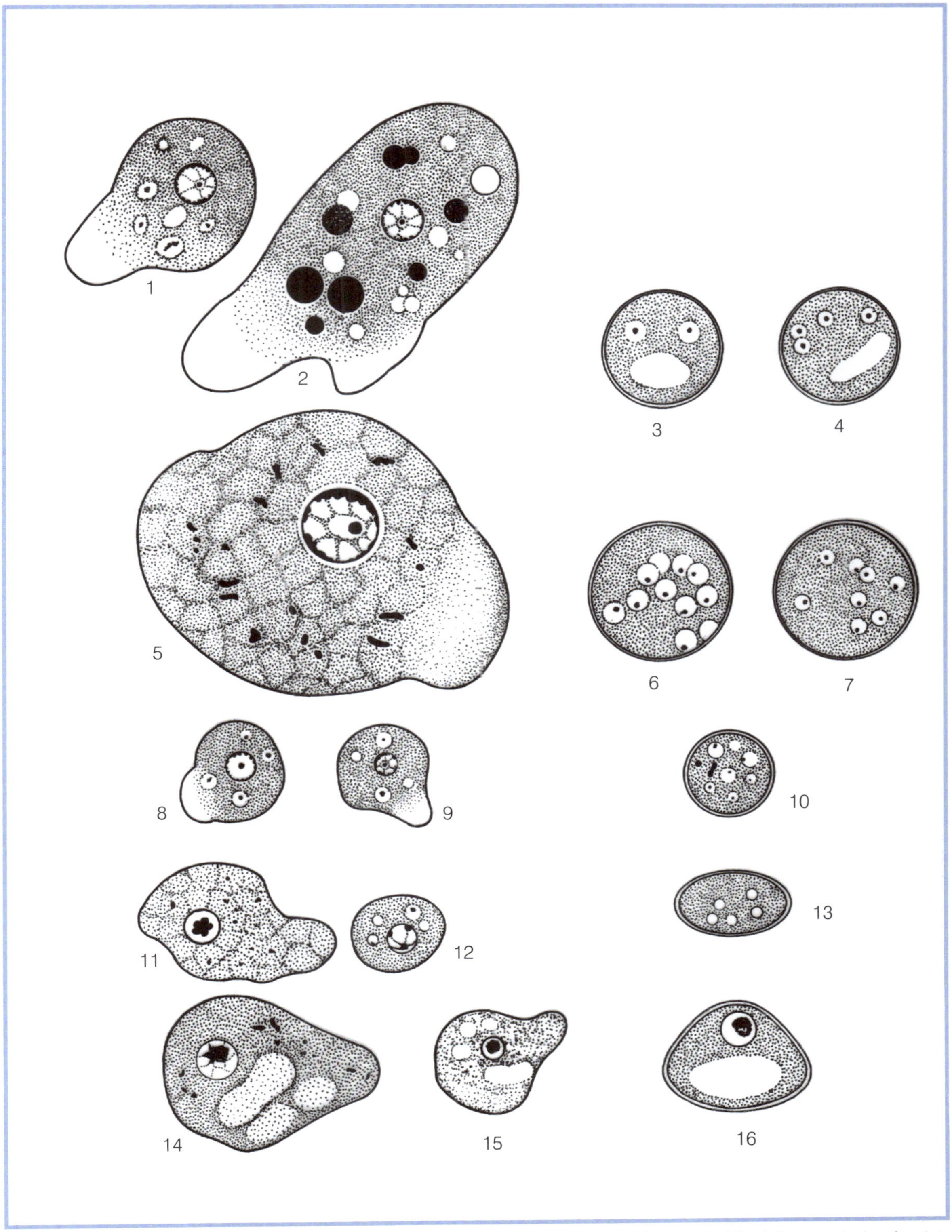

Fig. 2.4 – Diversas espécies de amebas intestinais, com dimensões proporcionais. *Entamoeba histolytica:* 1 – trofozoíto visto na luz do intestino grosso; 2 – trofozoíto invasivo, visto no interior da úlcera; 3 – cisto binucleado; 4 – cisto tetranucleado; *Entamoeba coli:* 5 – trofozoíto; 6 e 7 – cistos com oito núcleos; *Entamoeba hartmanni:* 8 e 9 – trofozoítos; 10 – cisto tetranucleado; *Endolimax nana*: 11 – trofozoíto; 12 – pré-cisto; 13 – cisto pequeno e oval, com quatro núcleos; *Iodamoeba butschli:* 14 e 15 – trofozoítos; 16 – cisto trapezoide, com um núcleo e um grande vacúolo de glicogênio (Fig. 3.28).

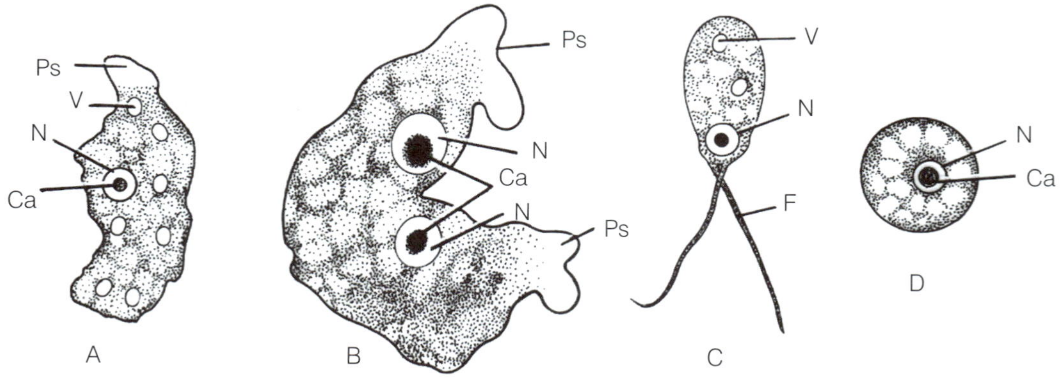

Fig. 2.5 – *Naegleria fowleri*, ameba de vida livre, mas eventualmente capaz de provocar meningoencefalite amebiana. A – Trofozoíto; B – trofozoíto em cultura, notando-se dois núcleos (divisão binária); C – forma livre, biflagelada; D – cisto. Ps = pseudópodo; N = núcleo; Ca = cariossoma grande e central; F = flagelos; V = vacúolos.

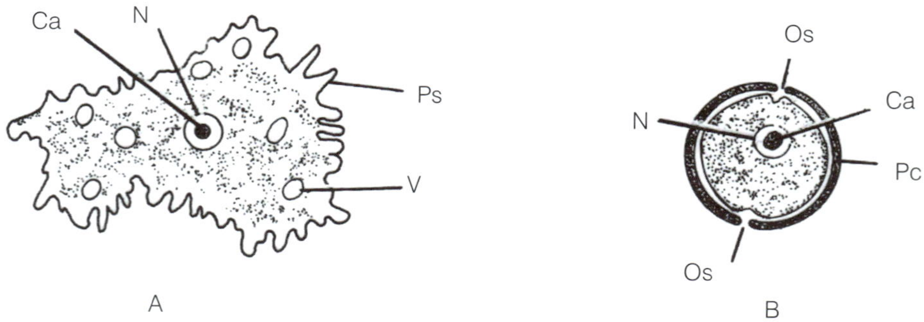

Fig. 2.6 – *Acanthamoeba* sp., ameba de vida livre, mas eventualmente capaz de provocar encefalite granulomatosa amebiana. A – Trofozoíto, indicando pseudópodos com aspecto irregular e finos; B – cisto uninuclear, com halo claro submembranoso. N = núcleo; Ca = cariossoma grande e central; Pc = parede cística bem nítida, com ostíolos; Ca = cariossoma; N = núcleo; Pc = parede cística; Os = ostíolos; Ps = pseudópodo; V = vacúolo.

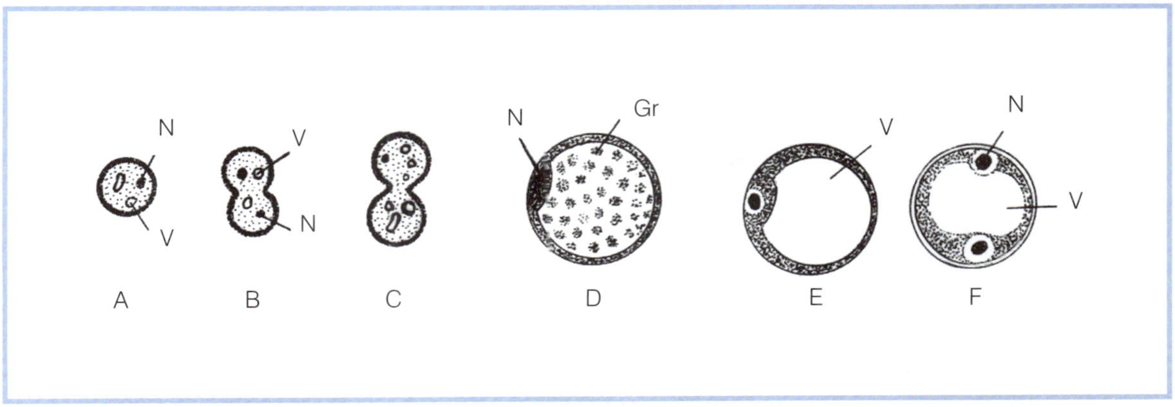

Fig. 2.7 – *Blastocystis hominis,* parasito do intestino grosso humano. A, B e C – Formas esféricas (cistos?) vistas em meios de cultura (Pavlova); D – forma granular, vista em fezes diarréicas; E e F – forma vacuolar, vista em fezes diarréicas e em meios de cultura (aumento 400 ×). V = vacúolo; N = núcleo; Gr = grânulos.

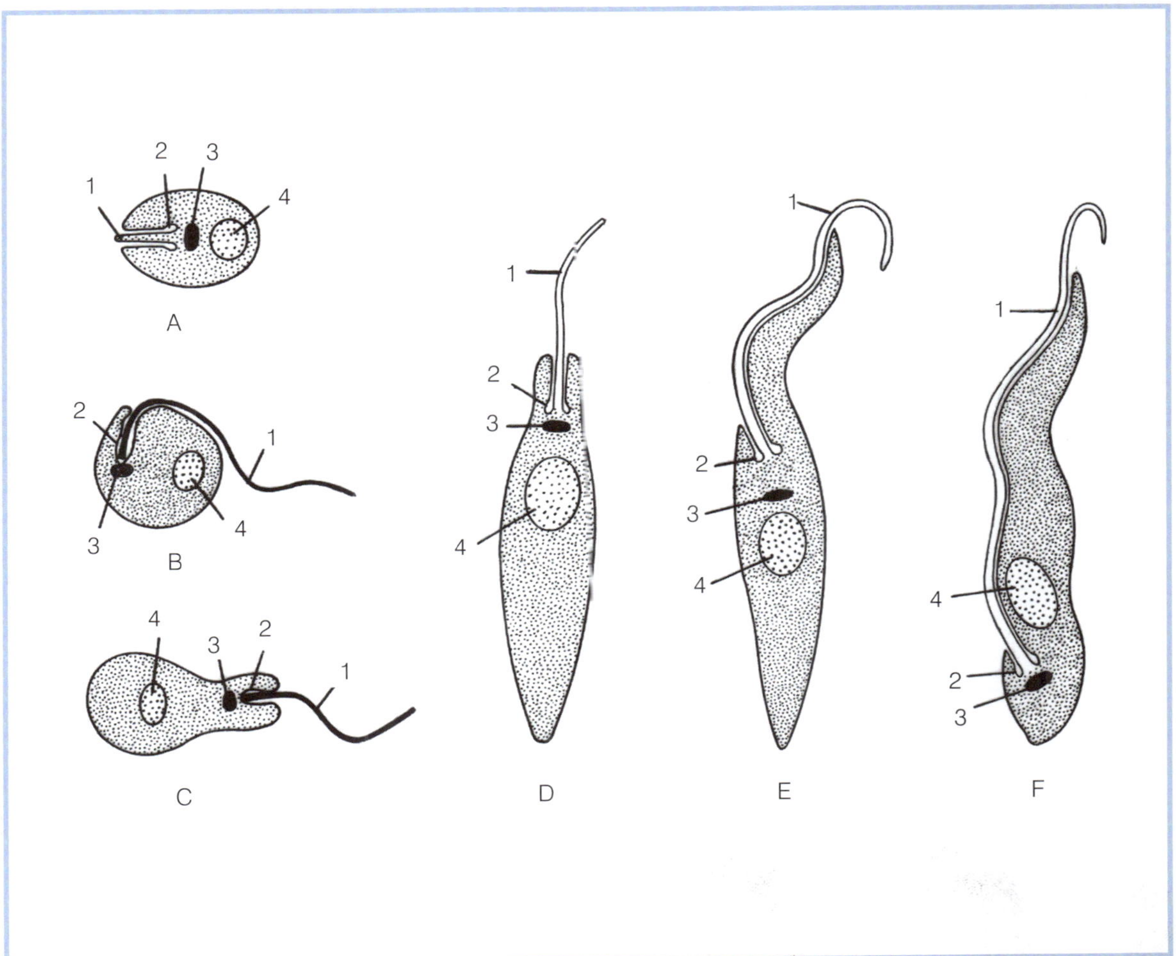

Fig. 2.8 – Formas básicas de Trypanosomatidae. A – Amastigota (ausência de flagelo livre); B – esferomastígota (arredondado, com flagelo livre); C – coanomastígota (piriforme, com cinetoplasto anterior e flagelo livre); D – promastigota (alongado, com cinetoplasto anterior e flagelo livre); E – epimastígota (alongado com cinetoplasto sobre o núcleo, flagelo livre e membrana ondulante); F. tripomastigota (alongado, com cinetoplasto posterior ao núcleo e membrana ondulante). 1 – Flagelo; 2 – bolsa do flagelo (reservatório); 3 – cinetoplasto; 4 – núcleo.

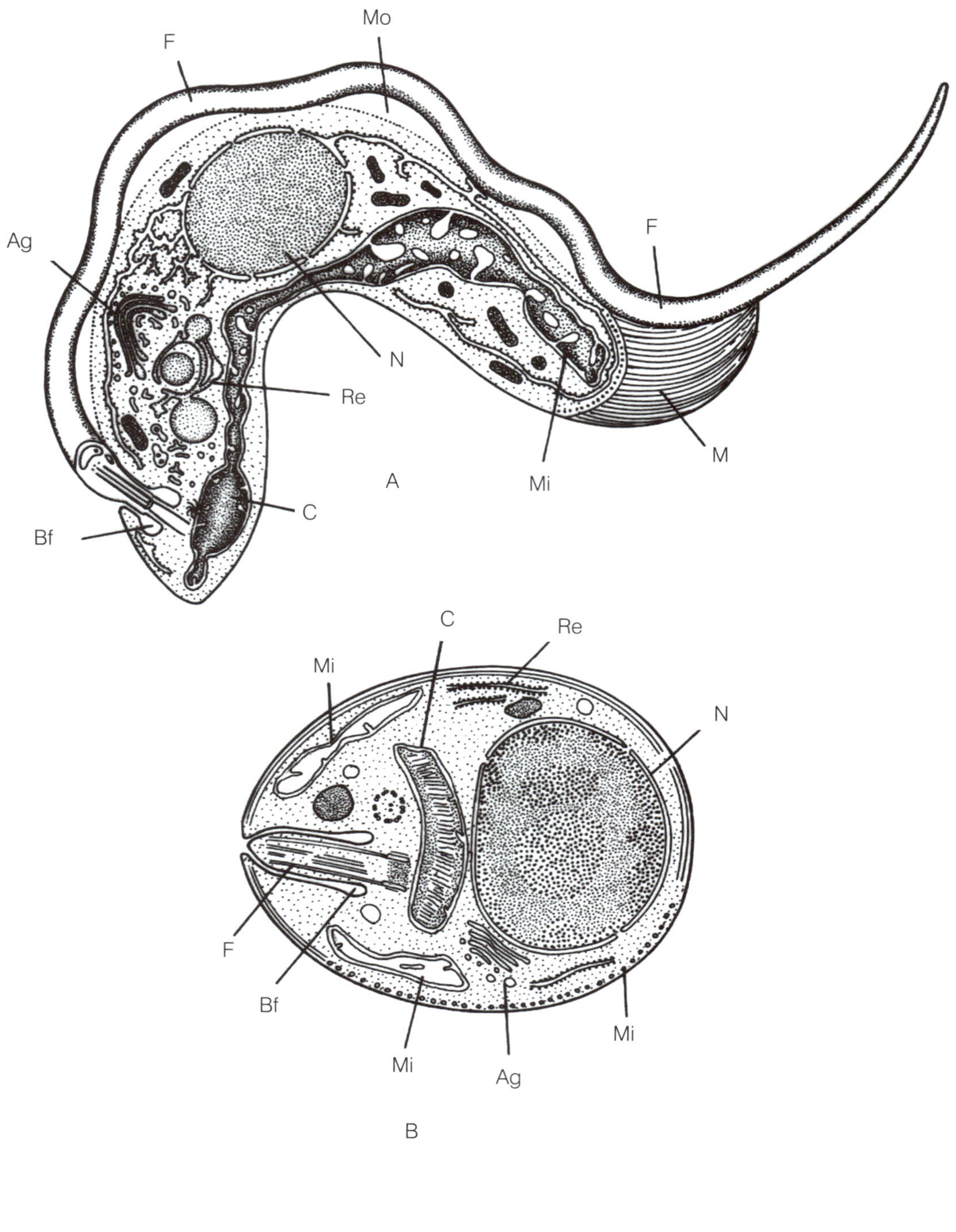

Fig. 2.9 – Esquema de microscopia eletrônica do *Trypanosoma*. A – forma tripomastígota; B – forma amastigota. Bf = Bolsa do flagelo; Ag = aparelho de Golgi; F = flagelo; Mo = membrana ondulante; M = microtúbulos; MI = mitocôndria; N = núcleo; Re = retículo endoplasmático; C = cinetoplasto. (Nota: ocinetoplasto é uma organela constituída por DNA; o blefaroplasto ou corpúsculo basal do flagelo é constituído pela continuação dos microtúbulos do flagelo.)

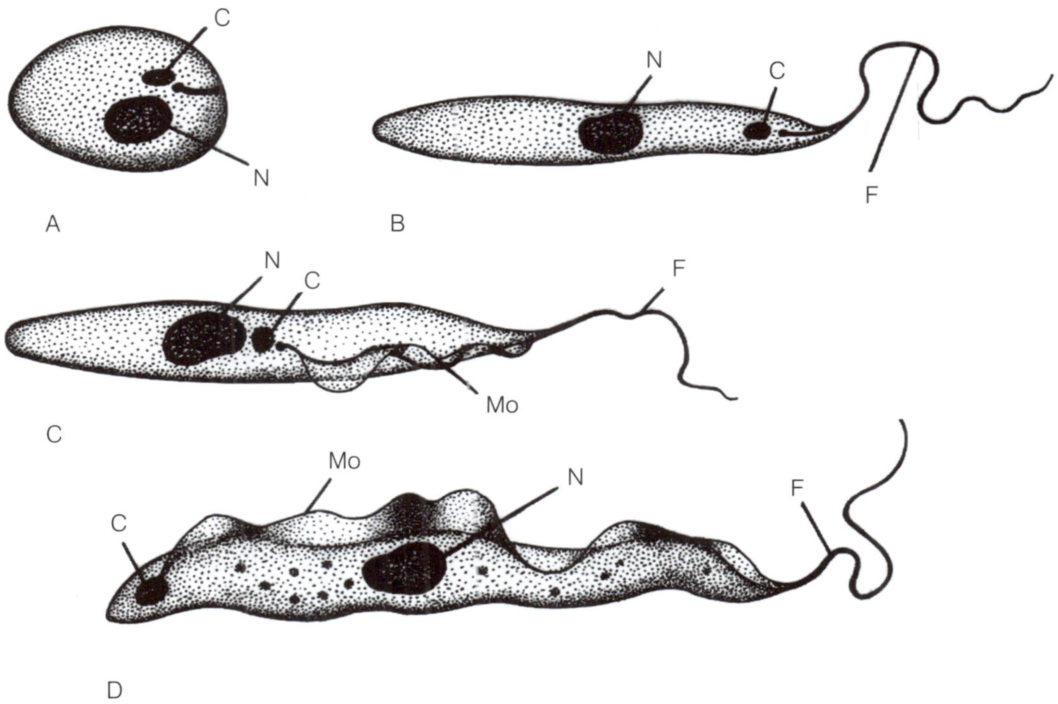

Fig. 2.10 – Formas fundamentais de Trypanosomatidae. A – Amastigota (ausência de flagelo); B – promastígota (cinetoplasto situado na extremidade anterior); C – epimastigota (cinetoplasto situado acima ou junto do núcleo); D – tripomastigota (cinetoplasto situado na extremidade posterior). C = cinetoplasto; N = núcleo; F = flagelo; Mo = membrana ondulante.

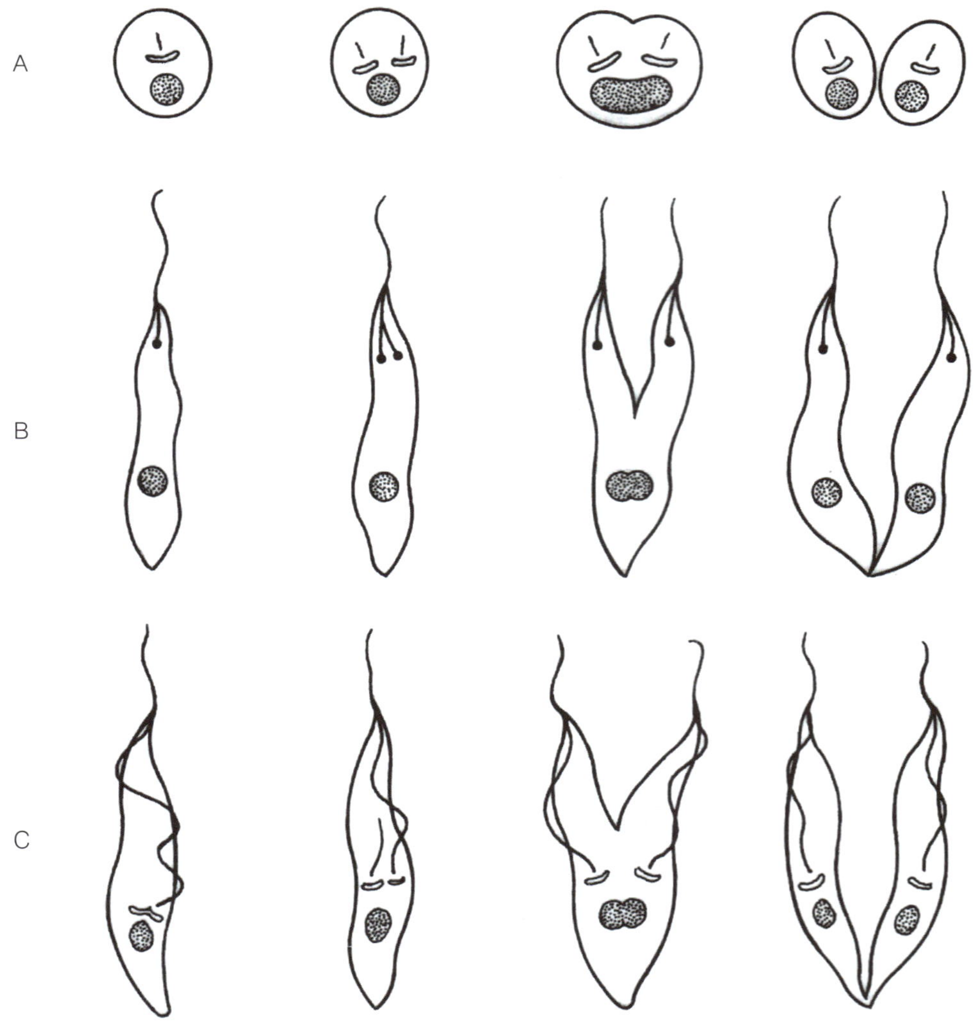

Fig. 2.11 – Sequência de divisão binária de: A – amastigota; B – promastigota; C – epimastigota. Notar que primeiro se dividem o cinetoplasto e o flagelo; depois, o núcleo e o citoplasma com todas suas organelas.

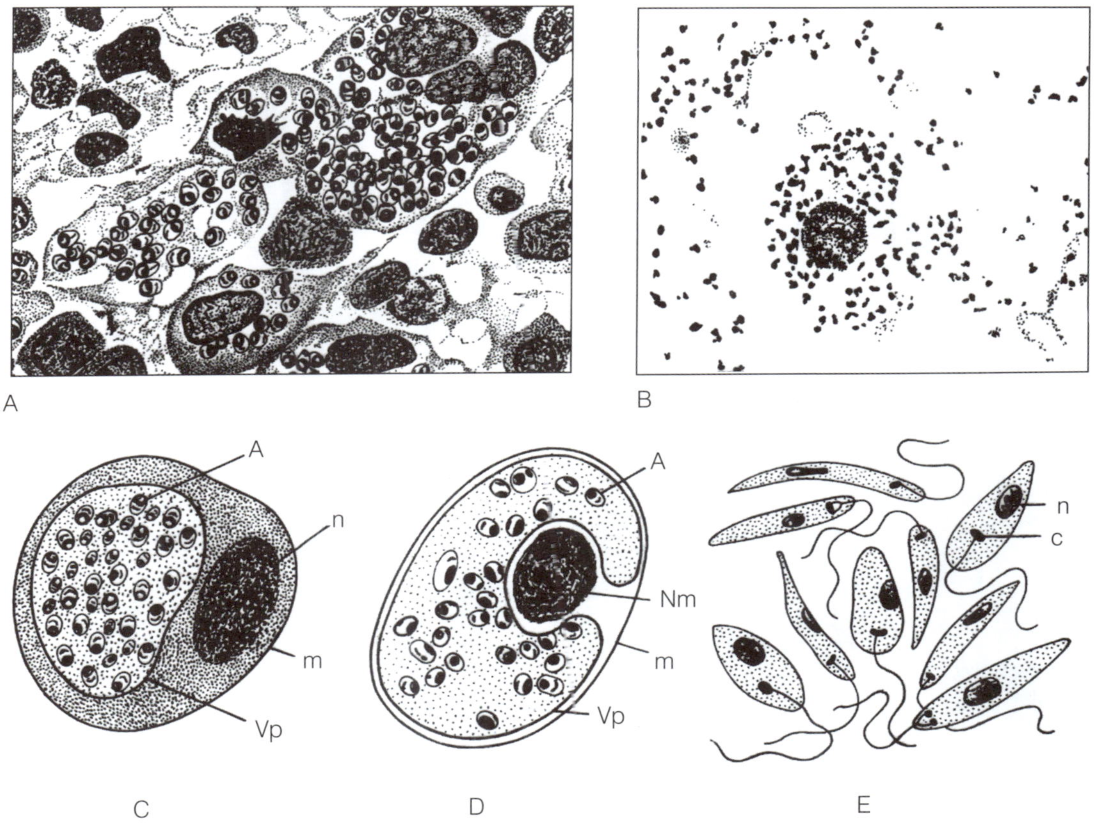

Fig. 2.12 – Formas do gênero *Leishmania*, que apresenta diversas espécies que parasitam humanos e animais, cujas formas amastigotas permanecem dentro dos vacúolos parasitóforos (vacúolos digestivos) dos macrófagos presentes na pele, nas mucosas ou nas vísceras. A – Amastigota dentro de macrófagos hepáticos; B – esfregaço de pele com amastigotas dentro e no entorno de macrófago cutâneo; C e D – detalhe de macrófagos hepático e esplênico repletos de amastigotas, dentro do vacúolo parasitóforo; E – conjunto de promastigotas oriundos de meio de cultura (NNN). A = amastigota; Nm = núcleo do macrófago; Vp = vacúolo parasitóforo; n = núcleo.

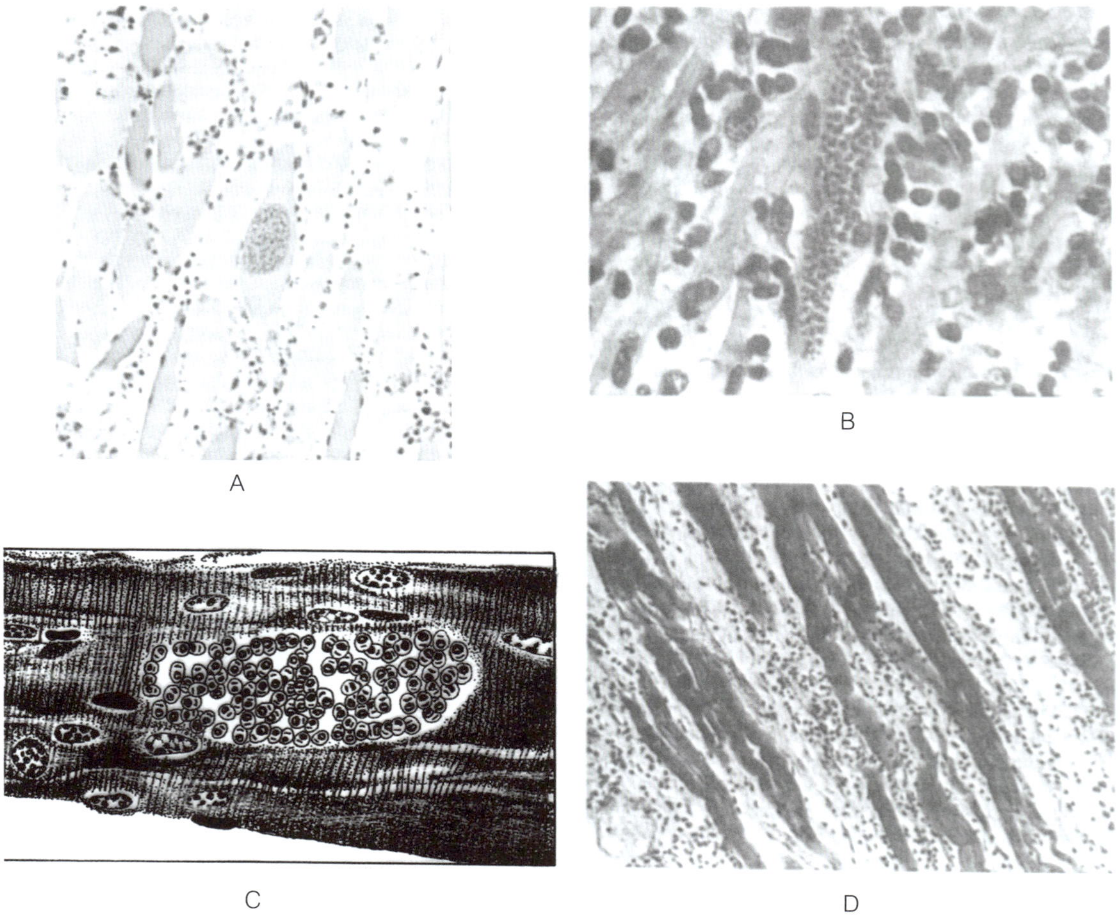

Fig. 2.13 – *Trypanosoma cruzi*. Forma amastigota ou tecidual aflagelada (ninho de amastigotas) em tecido muscular. A – Tecido muscular esquelético com um ninho de amastigotas no centro de uma miofibrila, com infiltrado imunoinflamatório intersticial (fase crônica da doença de Chagas, aumento 200 ×); B – ninho de amastígotas no tecido muscular cardíaco, sem infiltrado imunoinflamatório intersticial (fase aguda, aumento 400 ×); C – detalhe de um ninho de amastigotas na miofibrila cardíaca; D – miocardite crônica, mostrando intenso infiltrado imunoinflamatório entre as miofibrilas cardíacas e ausência de ninhos de amastígotas (aumento 200 ×).

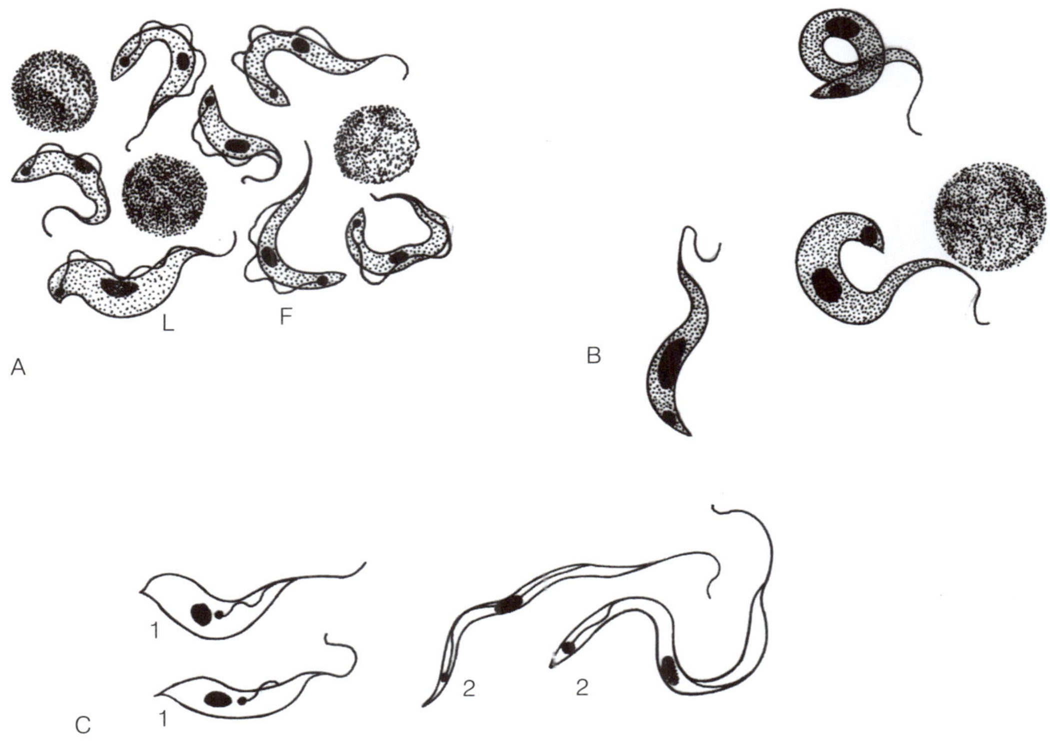

Fig. 2.14 – *Trypanosoma cruzi*, formas flageladas. A e B – Formas sanguíneas largas (L) e delgadas ou finas (F); C – formas vistas em dejetos – fezes e urina – de triatomíneos (barbeiros) e em meios de cultura: 1 – formas epimastígotas; 2 – formas tripomastígotas metacíclicas (bem finas e com o cinetoplasto terminal e saliente).

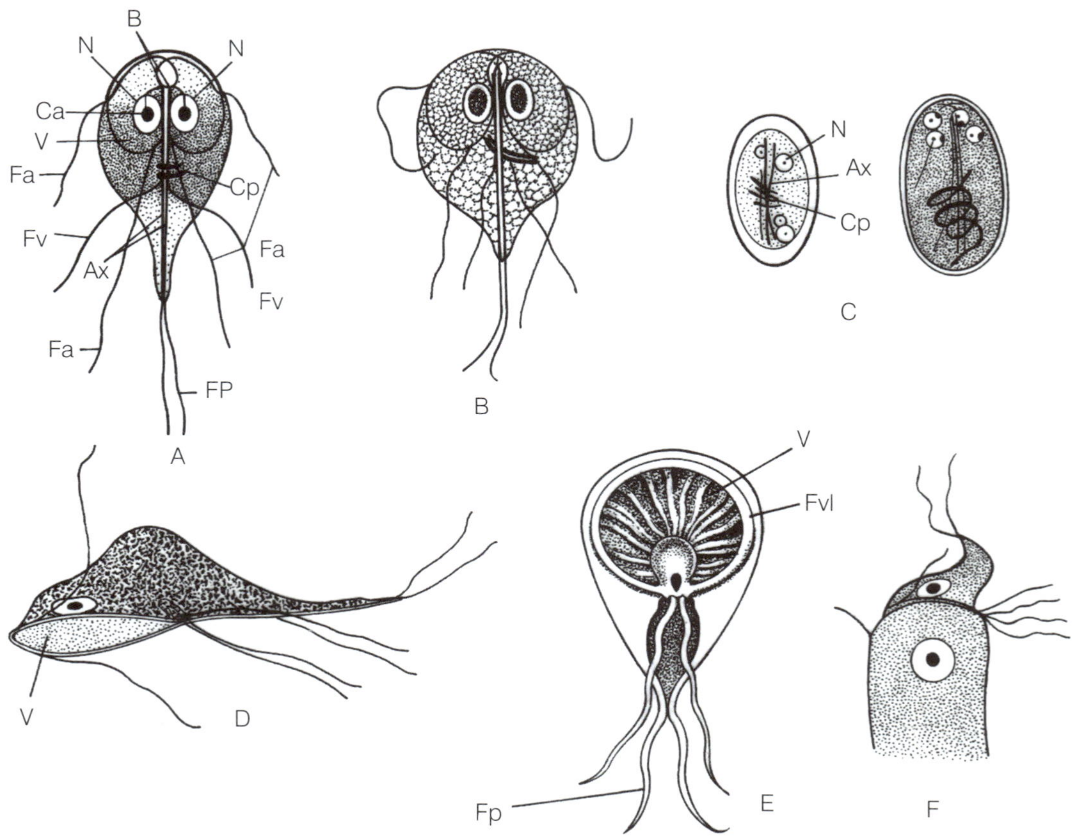

Fig. 2.15 – *Giardia lamblia* (= *Giardia intestinalis*), parasito cujos trofozoítos permanecem aderidos (não invasivos) na mucosa do intestino delgado (principalmente no duodeno) de humanos e de animais (cães, roedores, primatas); os cistos são eliminados nas fezes. A e B – Trofozoítos típicos, vendo-se quatro pares de flagelos livres; C – cistos ovais típicos, com quatro núcleos; D, E e F – trofozoítos em posições diversas, mostrando detalhes de forma e estruturas. Fa = flagelos anteriores; Fv = flagelos ventrais; Fp = flagelos posteriores; V = ventosa ou disco suctorial; N = núcleo; B = blefaroplasto; Cp = corpo parabasal; Ax = axóstilo; Ca = cariossoma; Fvl = franja ventrolateral (em torno da ventosa).

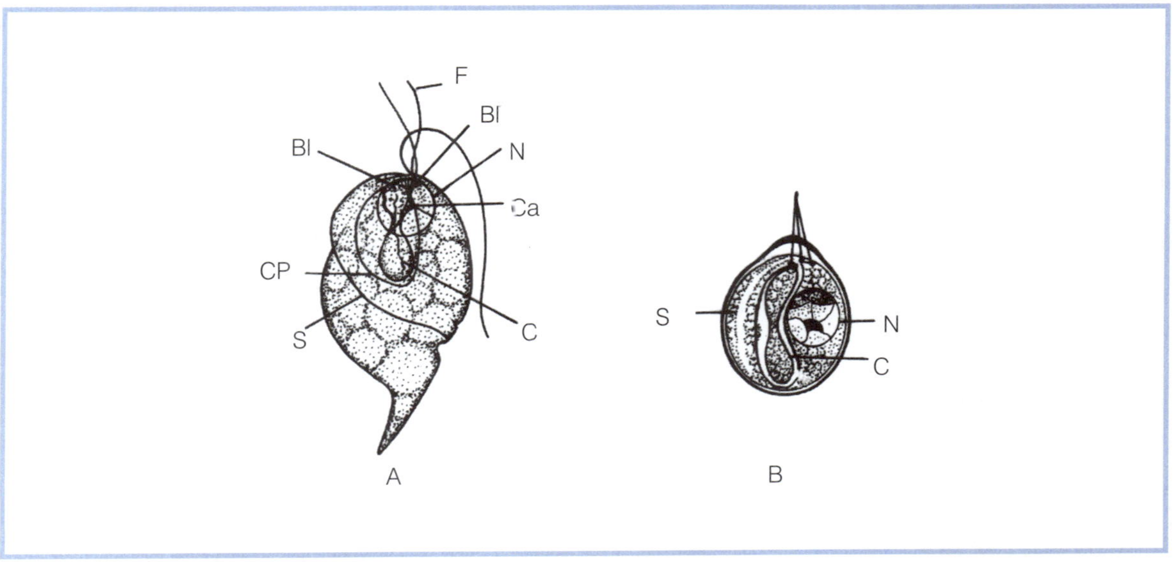

Fig. 2.16 – *Chilomastix mesnili*, protozoário comensal do intestino grosso humano; os cistos são vistos nas fezes. A – Trofozoíto piriforme típico; B – cisto, também piriforme, uninuclear. F = flagelos; Bl = blefaroplasto; N = núcleo; C = citóstoma; S = sulco; Cp = corpo parabasal; Ca = cariossoma.

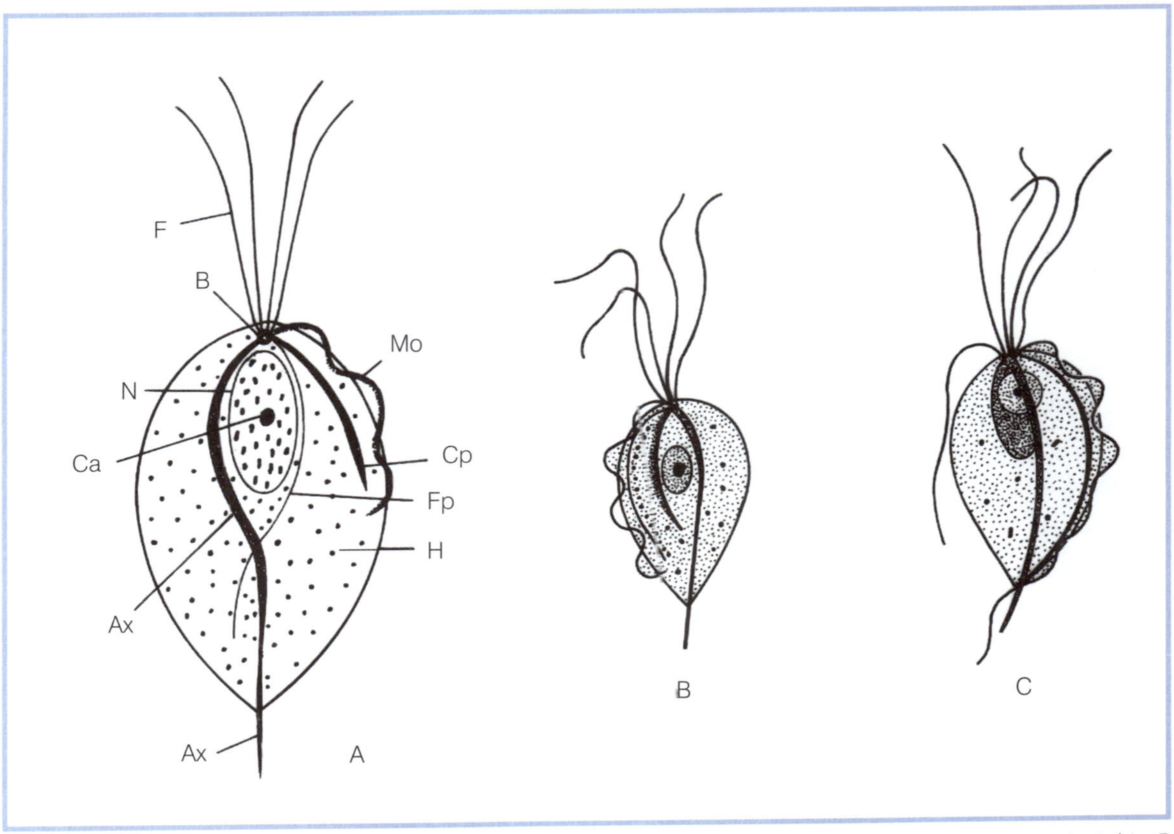

Fig. 2.17 – Espécies de tricomonadídeos que ocorrem em humanos: A – *Trichomonas vaginalis:* ocorre no trato geniturinário; B – *Trichomonas tenax*: ocorre na cavidade bucal; C – *Pentatrichomonas hominis*: ocorre no intestino grosso. Esses parasitos só existem na forma trofozoíto, conforme mostrado acima. F = flagelo; Mo = membrana ondulante; Cp = corpo parabasal; Fp = filamento parabasal; H = hidrogenossomos; Ax = axóstilo; Ca = cariossoma; N = núcleo; B = blefaroplasto (ver nota na Fig. 2.9).

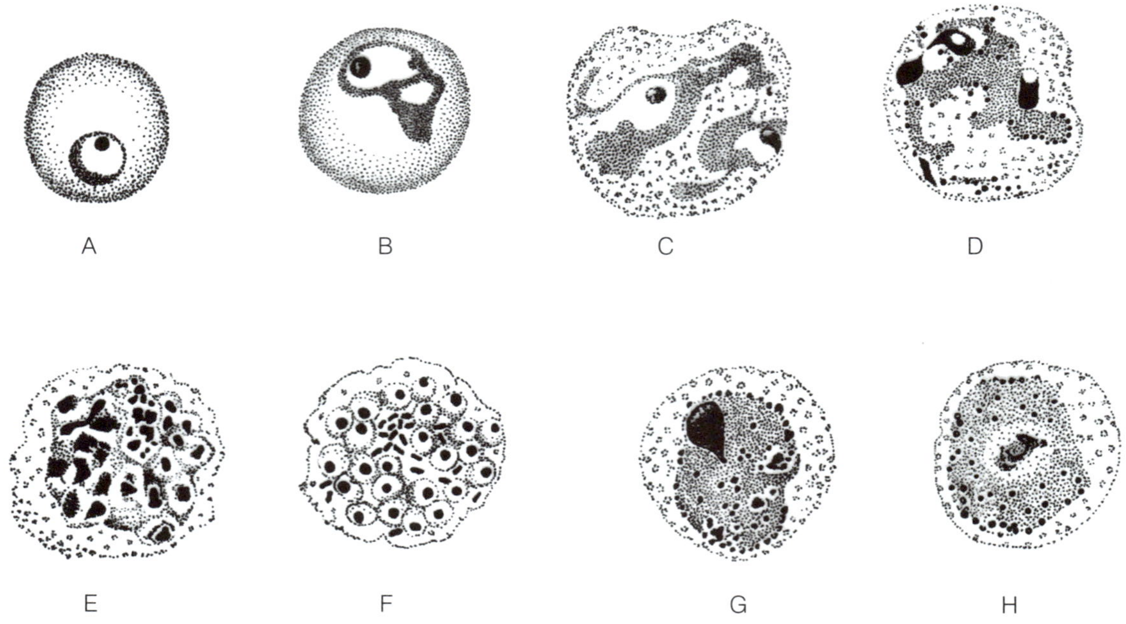

Fig. 2.18 – *Plasmodium vivax.* A – Trofozoíto jovem; B – trofozoíto maduro (notar citoplasma irregular, com um único núcleo); C, D e E – esquizontes (notar citoplasma irregular com núcleo dividido por esquizogonia em vários fragmentos); F – merócito ou rosácea; G – macrogametócito (notar citoplasma com coloração mais densa); H – microgametócito (notar citoplasma com coloração menos densa).

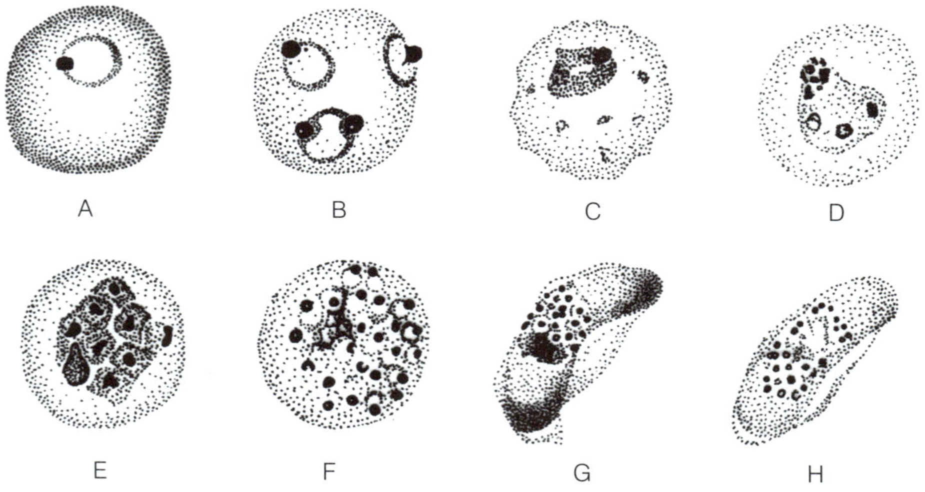

Fig. 2.19 – *Plasmodium falciparum*. A e B – Trofozoíto jovem; C – trofozoíto maduro; D e E – esquizonte; F – merócito ou rosácea; G – macrogametócito; H – microgametócito.

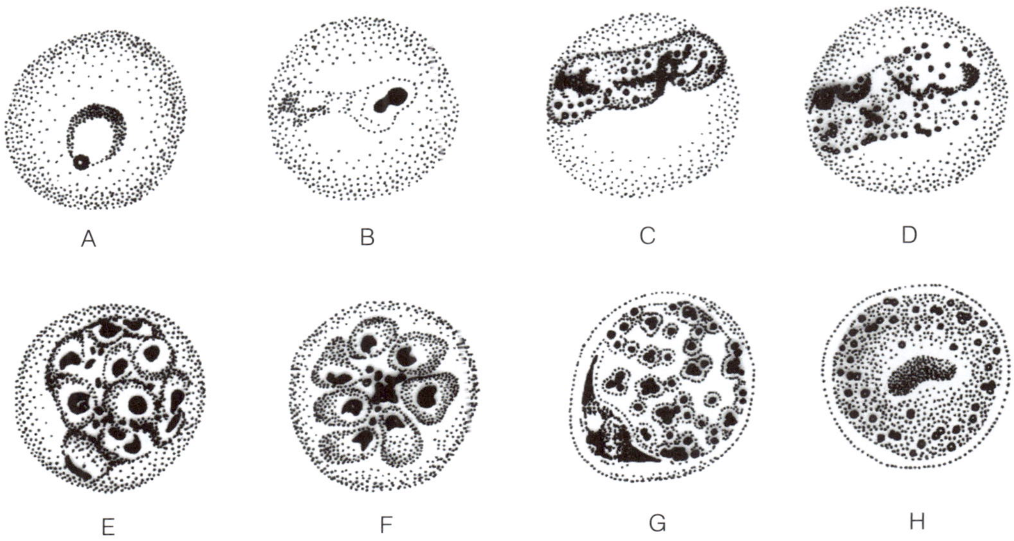

Fig. 2.20 – *Plasmodium malariae.* A – Trofozoíto jovem; B – trofozoíto maduro ou em faixa; C, D e E – esquizontes; F – merócito ou rosácea; G – macrogametócito; H – microgametócito.

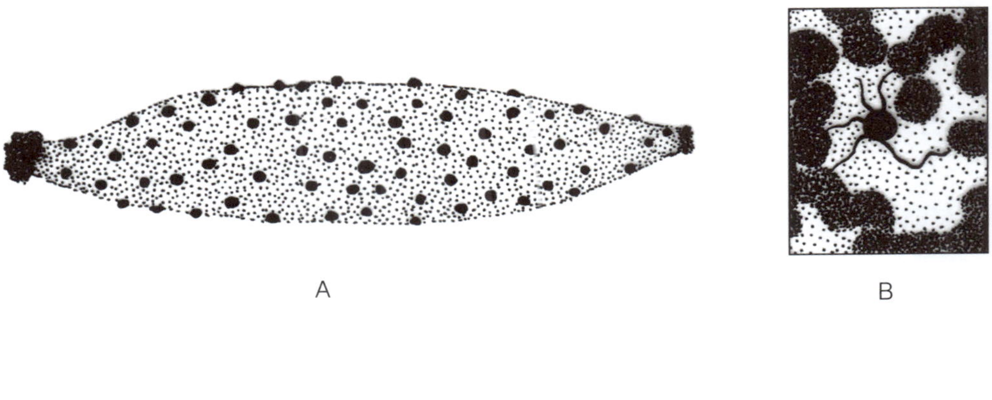

Fig. 2.21 – *Plasmodium* sp. A – Parede do estômago de Anopheles darlingi repleto de oocistos, que produzirão os esporozoítos infectantes; B – na luz do estômago do mosquito, notar um microgametócito em exflagelação, produzindo os microgametas que irão fecundar o macrogameta, para formar o ovo ou zigoto.

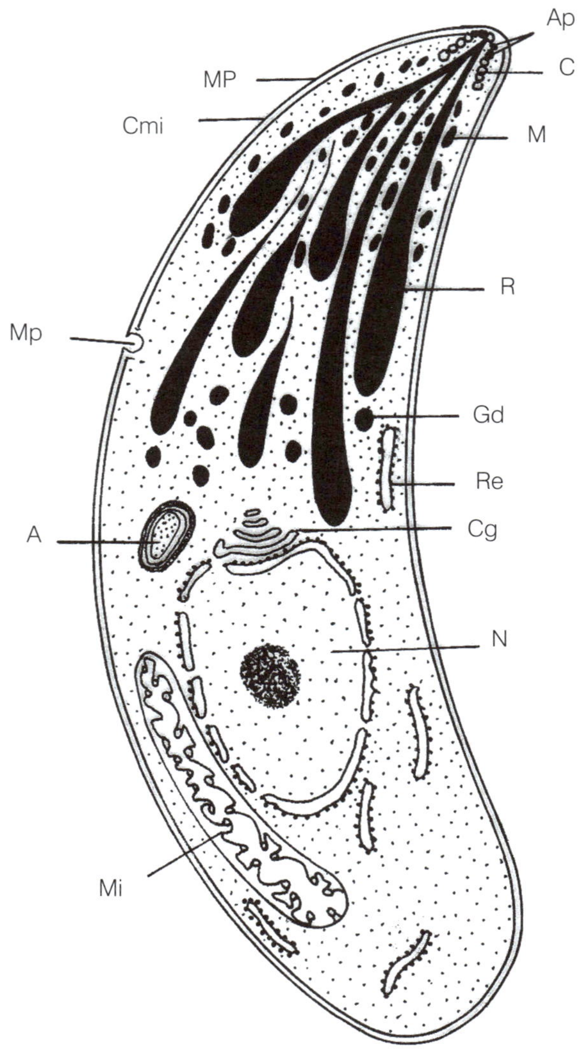

Fig. 2.22 – *Toxoplasma gondii:* esquema de um taquizoíto, mostrando detalhes de sua estrutura básica. Ap = Anel polar; C = conoide; M = micronemas; R = róptrias; Gd = grânulos densos; Re = retículo endoplasmático; Cg = complexo de Golgi; N = núcleo; Mp = membrana plasmática; Cmi = complexo da membrana interna; Mp = microporo; A = apicoplasto; Mi = mitocôndria.

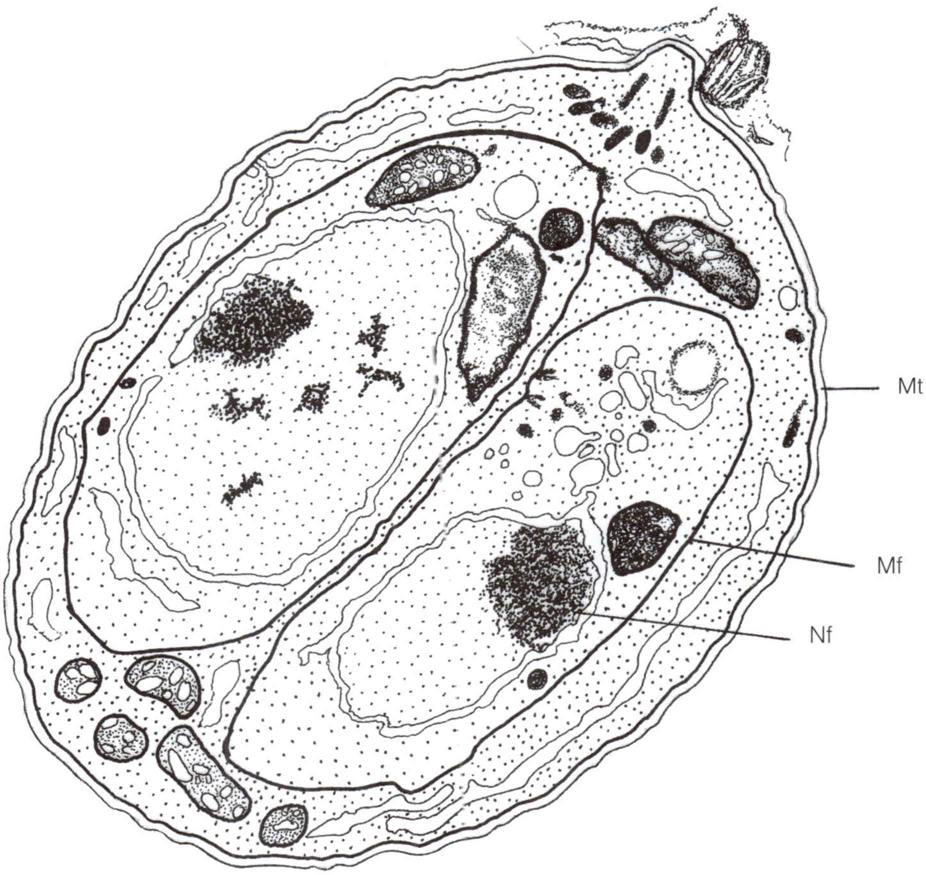

Fig. 2.23 – *Toxoplasma gondii:* duas células-filhas produzidas dentro de um taquizoíto através da endodiogenia. Mt = Membrana do "taquizoíto mãe"; Mf = membrana do "taquizoíto filho"; Nf = núcleo do "taquizoíto filho".

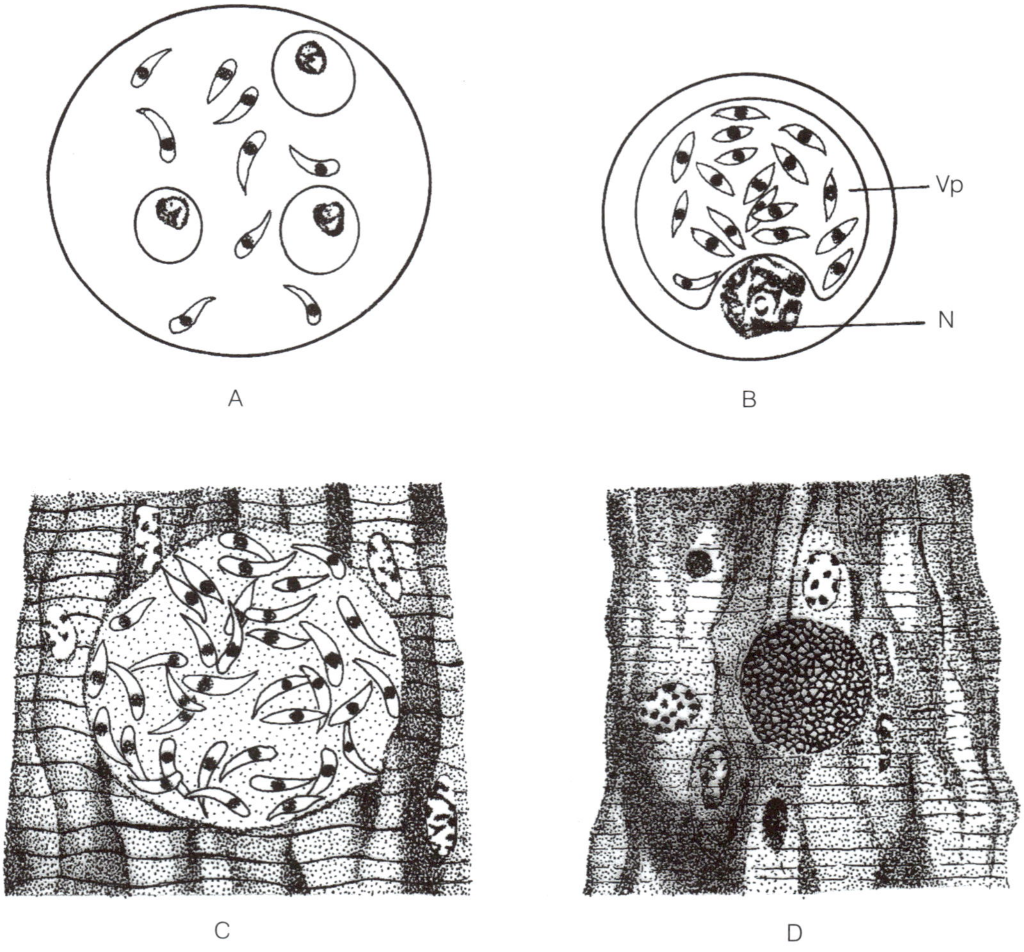

Fig. 2.24 – *Toxoplasma gondii*. A – Taquizoítos livres, extracelulares, encontrados em líquidos orgânicos; B – taquizoítos intracelulares, dentro de um macrófago, envolvidos pelo vacúolo parasitóforo; C – taquizoítos no tecido muscular; D – cisto no tecido muscular (visto também em vários outros tecidos) repletos de bradizoítos; Vp = vacúolo parasitóforo; N = núcleo do macrófago.

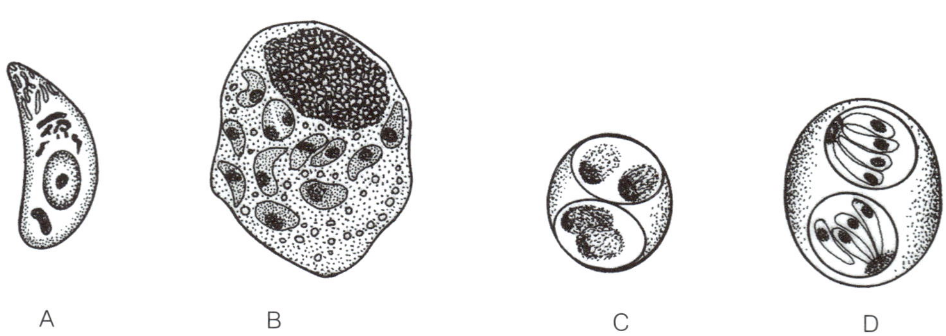

Fig. 2.25 – *Toxoplasma gondii*. A – Taquizoíto livre, em líquidos orgânicos; B – taquizoíto dentro de macrófago; C – oocisto imaturo (visto em fezes de gato), contendo apenas dois esporocistos em formação; D – oocisto maduro (visto em fezes de gato e ambiente contaminado), contendo dois esporocistos e cada um com quatro esporozoítos no seu interior.

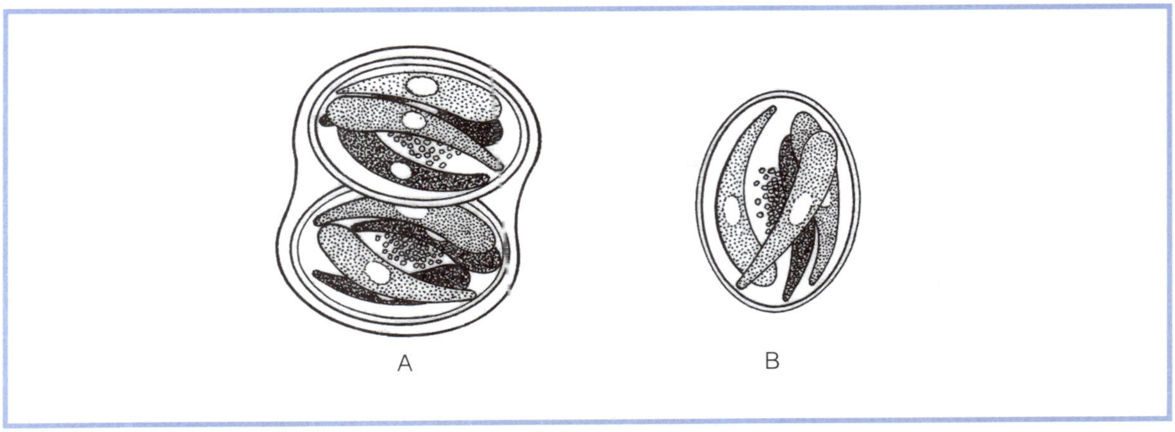

Fig. 2.26 – *Sarcocystis hominis,* parasito de intestino delgado de humanos: os cistos ocorrem nos músculos de animais. A – Oocisto completo, isto é, a delicada membrana do oocisto envolvendo dois esporocistos e cada um desses com quatro esporozoítos; B – esporocisto isolado ou livre, contendo quatro esporozoítos.

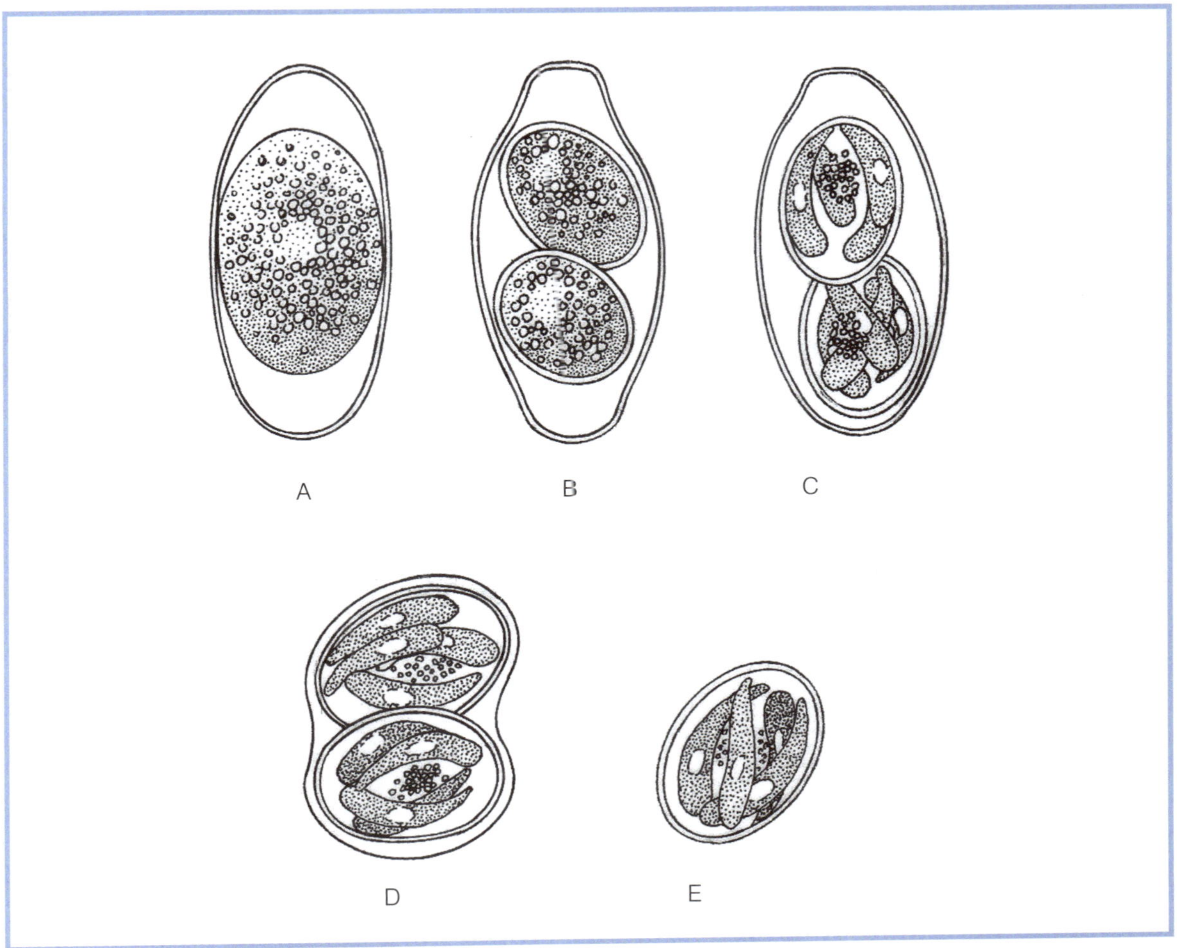

Fig. 2.27 – *Isospora belli*, parasito de intestino delgado de humanos. A – Oocisto na fase inicial, com um esporoblasto; B – oocisto com dois esporoblastos; C – oocisto maduro, com dois esporocistos e cada um contendo quatro esporozoítos, mostrando as granulações do corpo residual; D – *Isospora hominis*: oocisto maduro, completo e ainda envolvido por sua frágil membrana; E – esporocisto isolado ou livre, contendo quatro esporozoítos e granulações do corpo residual.

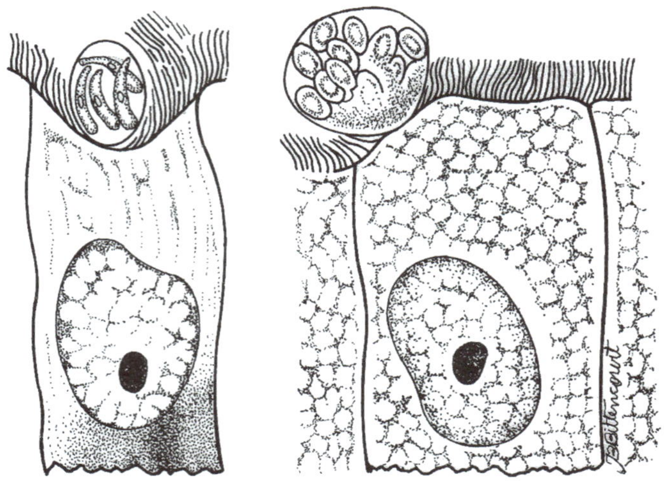

Fig. 2.28 – *Cryptosporidium parvum*, parasito de intestino delgado de humanos e de vários animais. A – Oocisto maduro, presente na superfície da mucosa do intestino delgado de humanos, contendo quatro esporozoítos; B – meronte tipo II (final da merogonia ou esquizogonia) na superfície do intestino delgado humano.

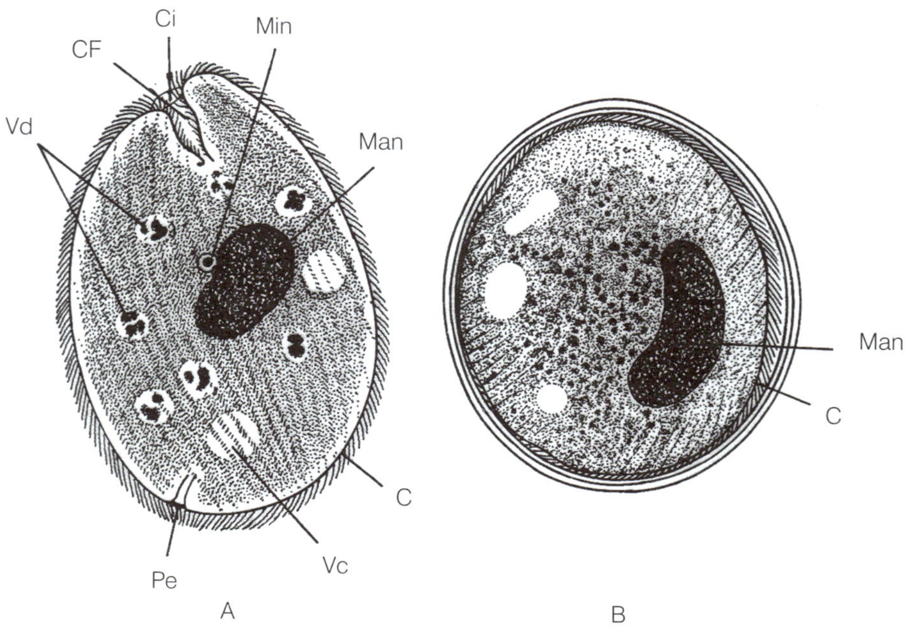

Fig. 2.29 – *Balantidium coli*, parasito de intestino grosso de suínos e de humanos. A – Trofozoíto; B – cisto. Ci = citofaringe; Min = micronúcleo; Man = macronúcleo; C = cílios; Vc = vacúolos digestivos; Pe = poro excretor (uropígio); Vd = vacúolos digestivos (com alimento); CF = citofaringe.

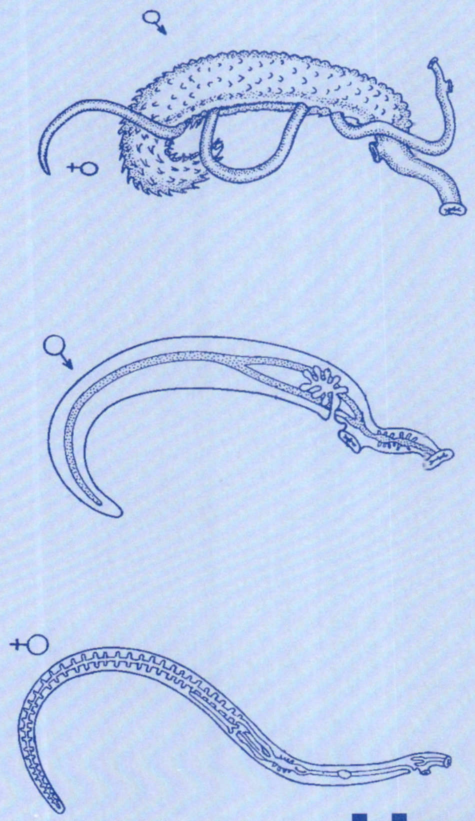

Helmintologia

3

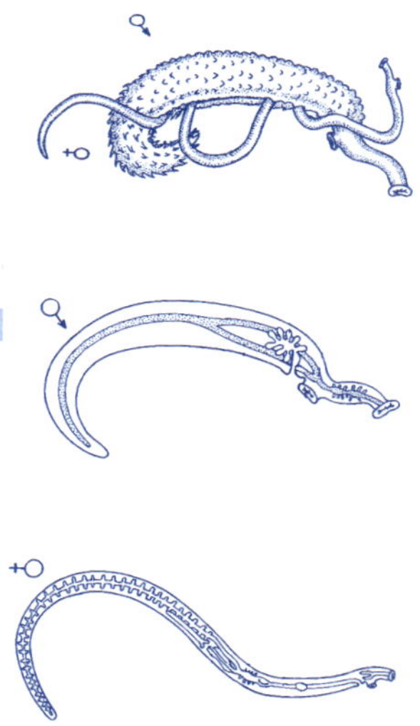

Os helmintos ou vermes são de longa data conhecidos pela população, pois são grandes e facilmente visíveis a olho nu. Os helmintos, com freqüência, são responsáveis por graves doenças individuais, mas é na saúde coletiva, isto é, em saúde pública, que inquestionavelmente têm uma importância enorme, pois atingem grande número de pessoas que vivem em más condições sanitárias, reduzindo sua sobrevida e diminuindo o seu desempenho físico, mental e profissional. Portanto, são causa e consequência do subdesenvolvimento local ou regional.

Os helmintos são metazoários, parasitos de animais, vegetais ou de vida livre, pertencentes a quatro filos:

- Platyhelminthes, ou vermes achatados dorsoventralmente, com duas classes: a) Trematoda, são os vermes em forma de "folha"; b) Cestoda, são os vermes em forma de "fita";
- Nematoda, ou vermes redondos, com duas classes: a) Adenophorea, vermes não parasitos; b) Sercenentea, onde estão incluídas as espécies que parasitam humanos e animais;
- Acanthocephala, vermes pseudocelomados e pseudo-segmentados, ocorrendo em animais e raramente em humanos;
- Annelida: é um grupo de metazoários mais desenvolvidos do que os helmintos, nele estão incluídas as minhocas (classe Oligochaeta) e as sanguessugas (classe Hirudinea) (Tabela 3.1).

Tabela 3.1
Quadro Sinóptico dos Helmintos que Ocorrem em Humanos

Filos	*Classes*	*Famílias*	*Gêneros*
Platyhelmintes	Trematoda	Fasciolidae	*Fasciola*
		Schistosomatidae	*Schistosoma*
	Cestoda	Taenidae	*Taenia*
Nematoda	Sercenentea	Ancylostomidae	*Ancylostoma*
Acanthocephala	-------	Moniliformidae	*Moniliformes*
Annelida	Hirudinea	--------	*Hirudo*

Em seguida, serão apresentadas as figuras das várias espécies de helmintos que usualmente podem ser encontrados em humanos, dando-se ênfase às formas mais características de cada parasito (Figs. 3.1 a 3.28).

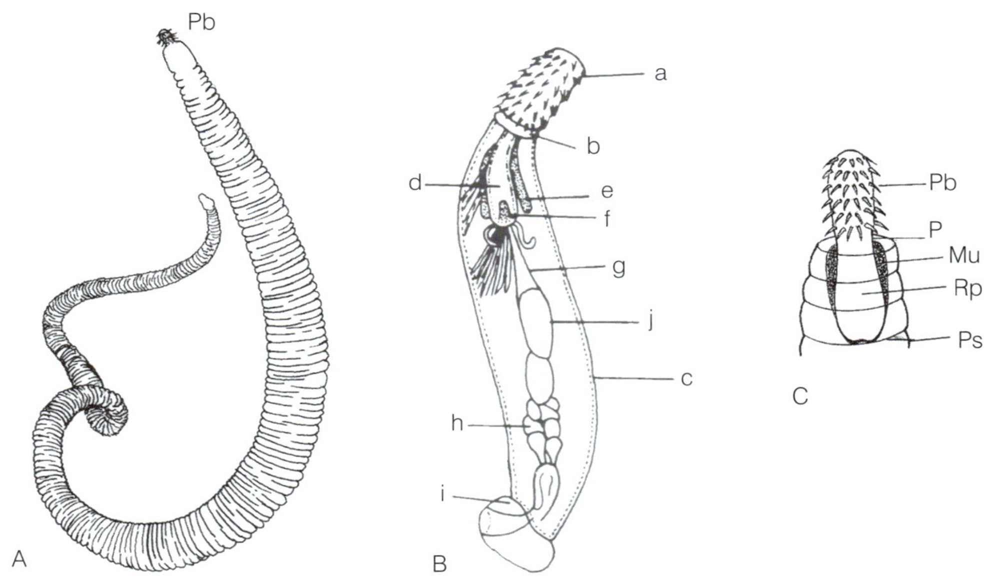

Fig. 3.1 – Filo Acanthocephala, *Macracanthorhynchus hirudinaceus*, parasito freqüente de intestino delgado de suínos, raramente atingindo humanos. A – Fêmea mede cerca de 20 a 35 cm; B – macho mede apenas 5 a 10 cm, apresentando bolsa copuladora (a segmentação do corpo não foi representada para se mostrar a estrutura interna): a – probóscida; b – colo ou pescoço; c – corpo com falsa segmentação; d. bainha ou receptáculo da probóscida; e – lemnisco; f – gânglio nervoso (cérebro); g – saco dos ligamentos; h. testículos; i. bolsa copuladora; j. glândulas prostáticas. C – Detalhe da extremidade anterior. Pb = probóscida, com seis fileiras de acúleos; P = pescoço; Mu = músculos; Rp = receptáculo da probóscida; Ps = pseudossegmentação (observada em todo o corpo do helminto).

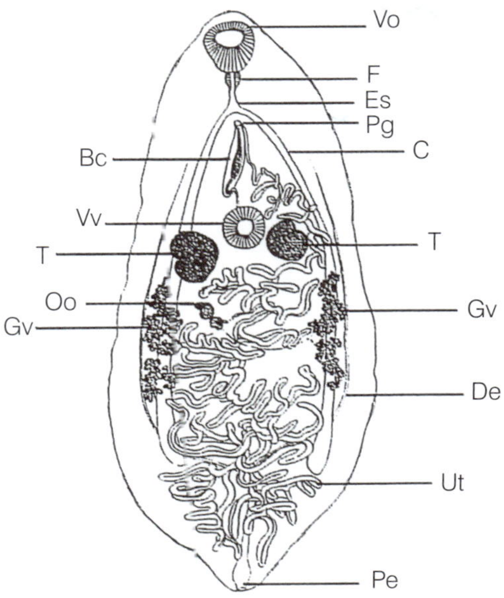

Fig. 3.2 – Trematoda típico: *Eurytrema coelomaticum,* parasito de ductos pancreáticos de ruminantes (não ocorre em humanos), mas cujas estruturas são didaticamente ótimas para serem visualizadas; mede cerca de 1,5 cm de comprimento, por 0,5 cm de largura: Vo = ventosa oral; F = faringe; Es = esôfago; Pg = poro genital; C = ceco; T = testículo; Gv = glândulas vitelogênicas; De = ducto excretor; Ut = útero; Pe = poro excretor; Oo = oótipo; Vv = ventosa ventral; Bc = bolsa do cirrus (bolsa do pênis).

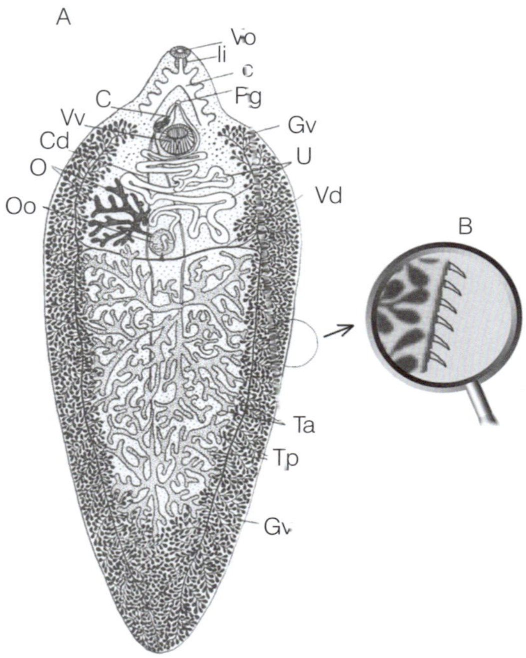

Fig. 3.3 – *Fasciola hepatica*, parasito de ductos biliares de ruminantes e raramente de humanos, medindo cerca de 3 cm de comprimento por 1,5 cm de largura. A – Verme adulto completo, colocando em destaque os órgãos genitais; o aparelho digestório não foi desenhado, pois ambos são totalmente ramificados e enovelados. B – Detalhe da cutícula recoberta de acúleos. Vo = ventosa oral; Li = faringe; Pg = poro genital; Gv = glândulas vitelogênicas; U = útero; Vd = viteloduto; Ta = testículo anterior; Tp = testículo posterior; Oo = oótipo; O = ovário; Cd = canal deferente; Vv = ventosa ventral; C = cirro (pênis).

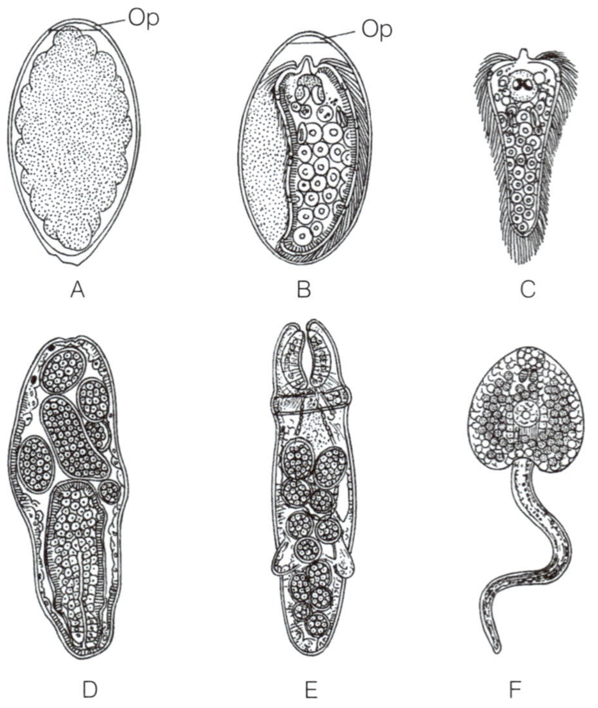

Fig. 3.4 – *Fasciola hepatica*: diversas formas biológicas do parasito. A – Ovo operculado (Op = opérculo ou "tampa"); B – ovo com o miracídio dentro; C – miracídio livre (notar que é recoberto de cílios, os quais permitem a rápida movimentação dessa forma dentro da água); D – esporocisto (estrutura sacular cheia de células germinativas); E – rédia (estrutura semelhante à anterior, porém repleta de células germinativas e já se notando uma abertura muscular por onde sairão as cercárias); F – cercária com cauda única (forma de raquete).

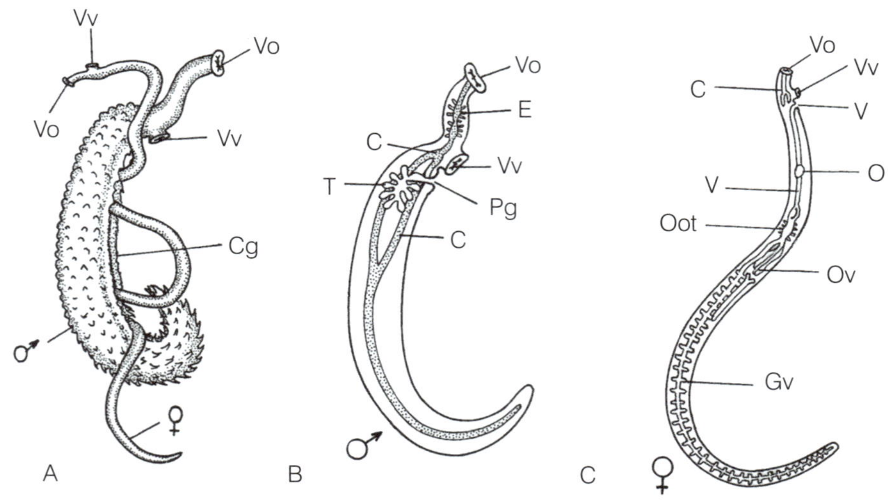

Fig. 3.5 – *Schistosoma mansoni*, parasito do sistema porta humano, o macho medindo 1 cm de comprimento por 0,10 cm de largura e a fêmea, 1,5 cm de comprimento por 0,2 cm de largura. A – Casal de vermes em cópula; a fêmea, bem mais delgada, está parcialmente inserida no canal ginecóforo do macho, que é bem mais robusto. Vo = ventosa oral; Vv = ventosa ventral; Cg = canal ginecóforo. B – Macho: Vo = ventosa oral; E = esôfago; Vv = ventosa ventral; Pg = poro genital; C = ceco bifurcado; T = testículos. C – Fêmea: Vo = ventosa oral; Vv = ventosa ventral; O = ovo; Ov = ovário; Gv = glândulas vitelogênicas; Oot = oótipo; V = vagina; C = ceco bifurcado.

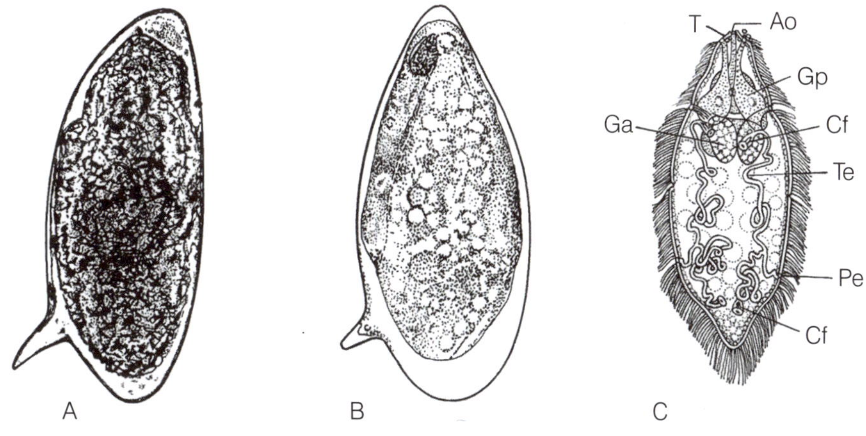

Fig. 3.6 – *Schistosoma mansoni*. A – Ovo imaturo; B – ovo maduro, com o miracídio no seu interior; C – miracídio livre: Ao = abertura oral; Gp = glândulas de penetração; Cf = células em flama; Te = túbulo excretor; Pe = poro excretor; Ga = glândulas adesivas; T = terebratório. O ovo e o miracídio medem cerca de 150 micrômetros de comprimento por 65 micrômetros de largura. (ver Fig. 3.28).

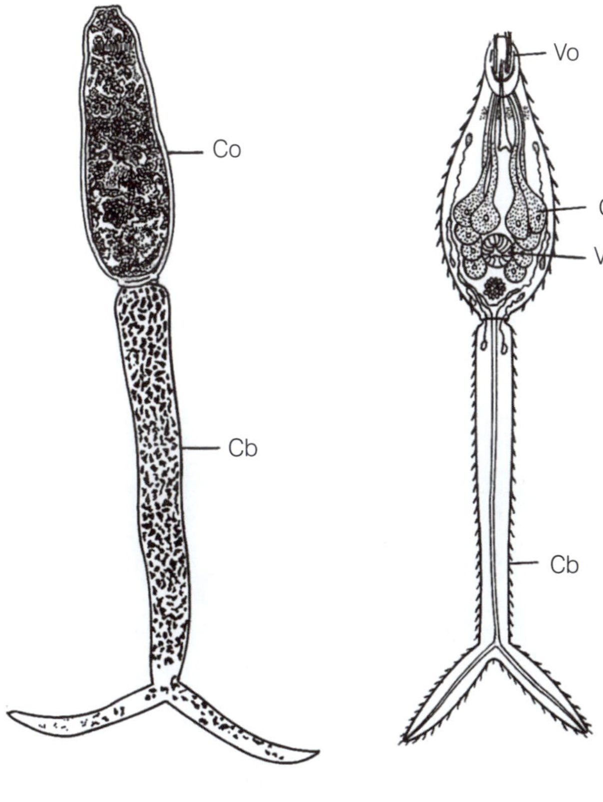

Fig. 3.7 – *Schistosoma mansoni*: cercária bifurcada (furcocercária), mostrando o corpo (mede 0,2 mm de comprimento) e a cauda (mede 0,3 mm de comprimento) que se desprende no momento da penetração na pele humana: Vo = ventosa oral; Gp = glândulas de penetração; Vv = ventosa ventral; Co = corpo; Cb = cauda bifurcada.

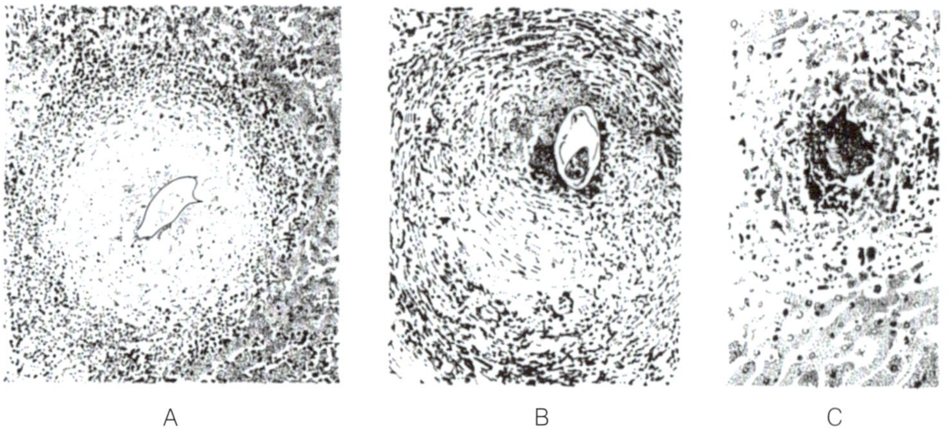

Fig. 3.8 – *Schistosoma mansoni*: granulomas hepáticos provocados pelo ovo do parasito. A – Granuloma em sua fase inicial, apresentando um ovo e uma forte reação imunoinflamatória no seu entorno; B – granuloma em fase adiantada, mostrando restos do ovo com início de formação de tecido cicatricial; C – granuloma em sua fase final, mostrando a calcificação do ovo e a formação da fibrose ou nódulo.

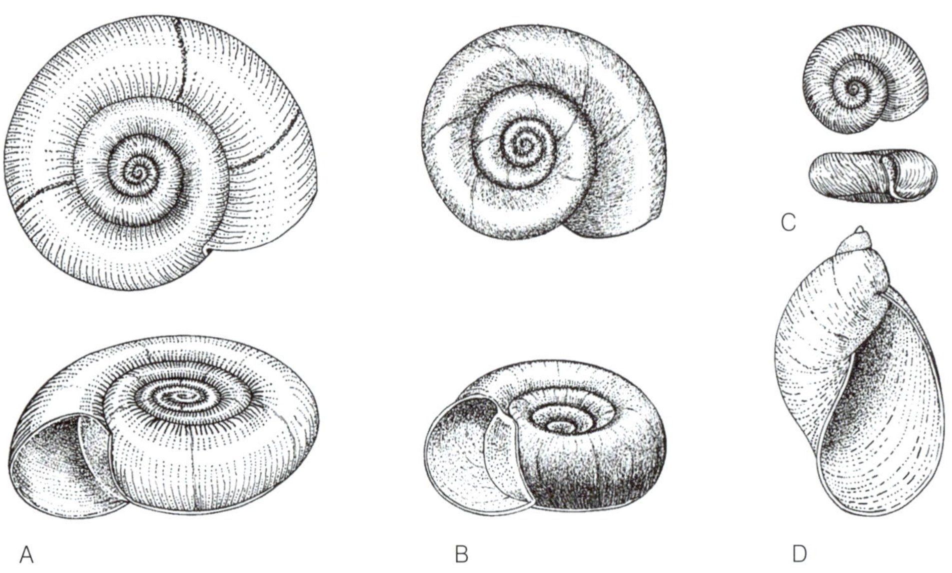

Fig. 3.9 – Caramujos importantes (abertura para a esquerda – sinistrógiro – *Biomphalaria*; abertura para a direita – dextrógiro – *Lymnaea*). A – *Biomphalaria glabrata* (mede cerca de 4 cm de diâmetro); B – *B. tenagophila* (mede cerca de 3 cm de diâmetro); C – *B. straminea* (mede cerca de 1 cm de diâmetro). Essas três espécies são os principais hospedeiros intermediários do *S. mansoni*); D – *Lymnaea* viatrix (mede de 1 a 1,5 cm de comprimento; é hospedeiro intermediário da *Fasciola hepatica*).

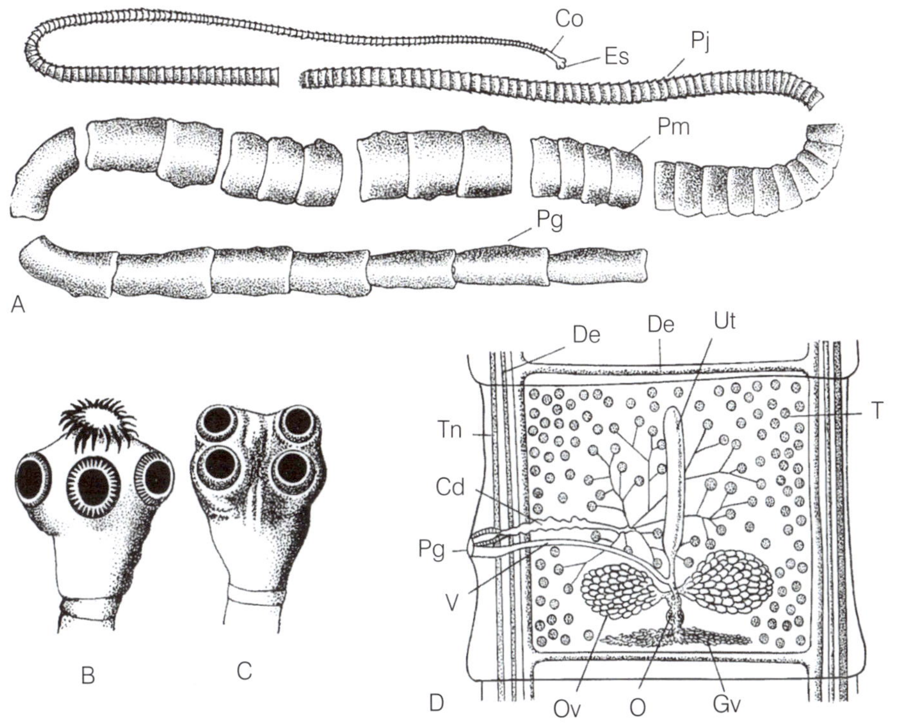

Fig. 3.10 – Classe Cestoda, gênero *Taenia*, parasito do intestino delgado de humanos. A – Tênia inteira (a *T. solium* mede de 2 a 4 m e a *T. saginata* mede de 8 a 12 m), mostrando: Es = escólex (ou cabeça); Co = colo (ou pescoço); corpo (ou estróbilo), formado pela posição sequencial de: Pj = proglotes jovens; Pm = proglotes maduras; Pg = proglotes grávidas. B – Detalhe do escólex de Taenia solium, que possui quatro ventosas e um rostro armado de ganchos ou acúleos; C – escólex de T. saginata, que possui quatro ventosas (não possui rostro); D – esquema de uma proglote madura, mostrando: T = testículos; Gv = glândulas vitelogênicas; O = oótipo; Ov = ovário; V = vagina; Pg = poro genital; Cd = canal deferente; Tn = tronco nervoso; De = duto excretor; Ut = útero.

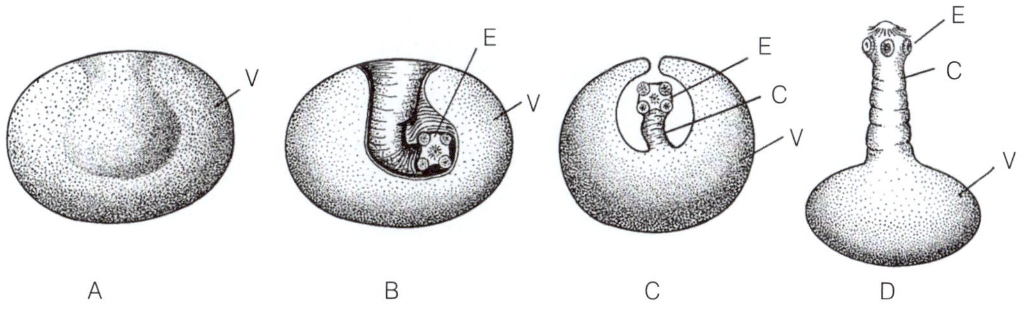

Fig. 3.11 – Cisticercos de *Taenia solium* em diferentes posições (mede cerca de 0,5 cm de diâmetro): A – Dentro do tecido muscular (canjiquinha); B – mostrando o escólex invaginado no interior da vesícula; C – detalhe de como o escólex se invagina; D – detalhe de como o escólex se evagina quando chega no intestino delgado humano, podendo-se ver: E = escólex; C = colo; V = vesícula.

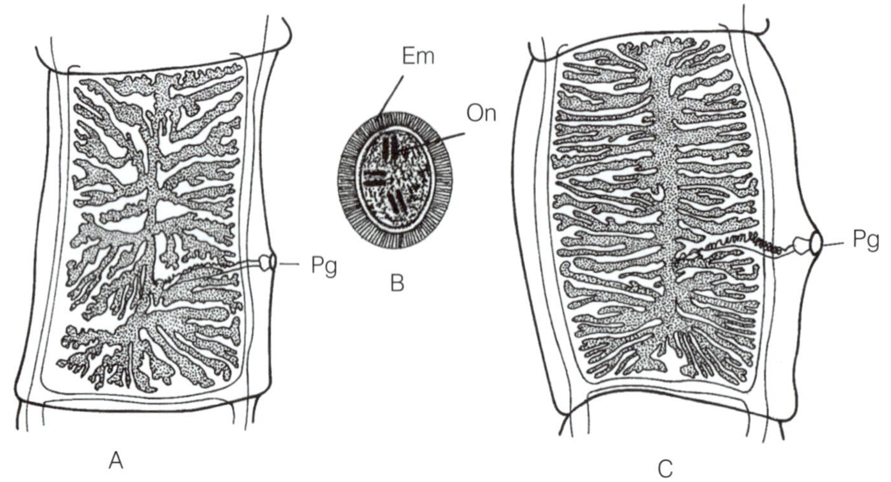

Fig. 3.12 – Proglotes e ovo de tênia. A – Proglote grávida de *Taenia solium*, notando: Pg = poro genital pequeno, não saliente; ramificações uterinas em pequeno número e dendríticas; B – ovo de *Taenia* sp. (o ovo é idêntico nas duas espécies, medindo cerca de 30 micrômetros): Em = embrióforo ou casca; On = oncosfera ou embrião hexacanto; C – proglote grávida de *Taenia saginata*, notando: Pg = poro genital saliente e musculoso; ramificações uterinas numerosas e dicotômicas.

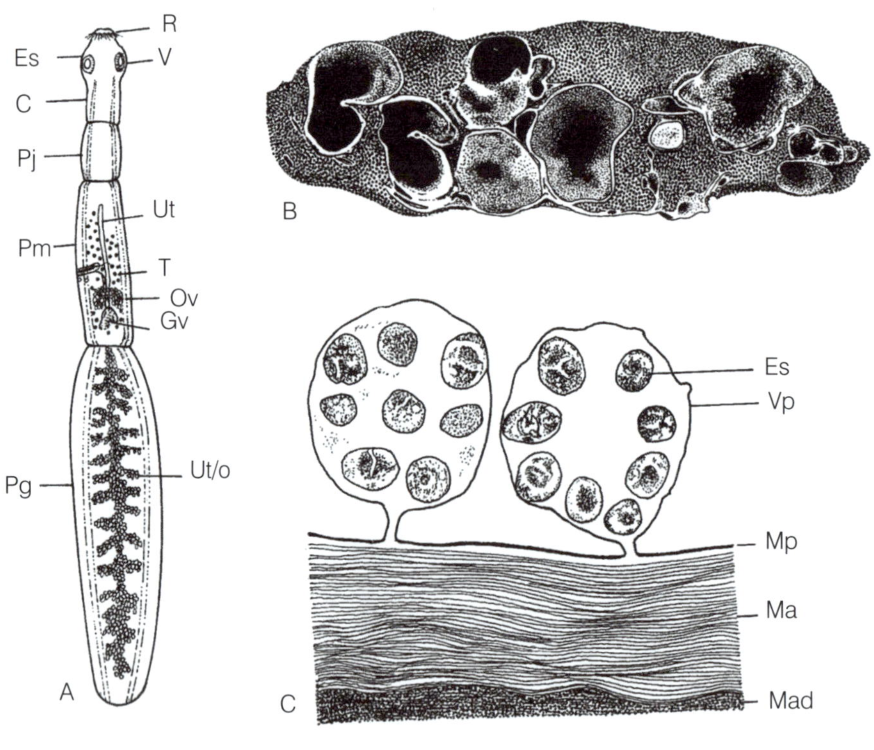

Fig. 3.13 – *Echinococcus granulosus*. A – Verme adulto, completo, medindo cerca de 5 mm; é parasito do intestino delgado de cães: Es = escólex; R = rostro armado; V = ventosa (existem quatro ventosas); C = colo; Pj = proglote jovem; Pm = proglote madura; Pg = proglote grávida; Ut/o = útero repleto de ovos; Gv = glândulas vitelogênicas; Ov = ovário; T = testículos; Ut = útero; B – cistos hidáticos (ou hidátides) no fígado de um ovino ou de humanos, usualmente medindo de 1 a 5 cm de diâmetro; C – detalhe das camadas componentes do cisto hidático: Mad = membrana adventícia; Ma = membrana anista; Mp = membrana prolígera; Vp = vesícula prolígera; Es = escólex.

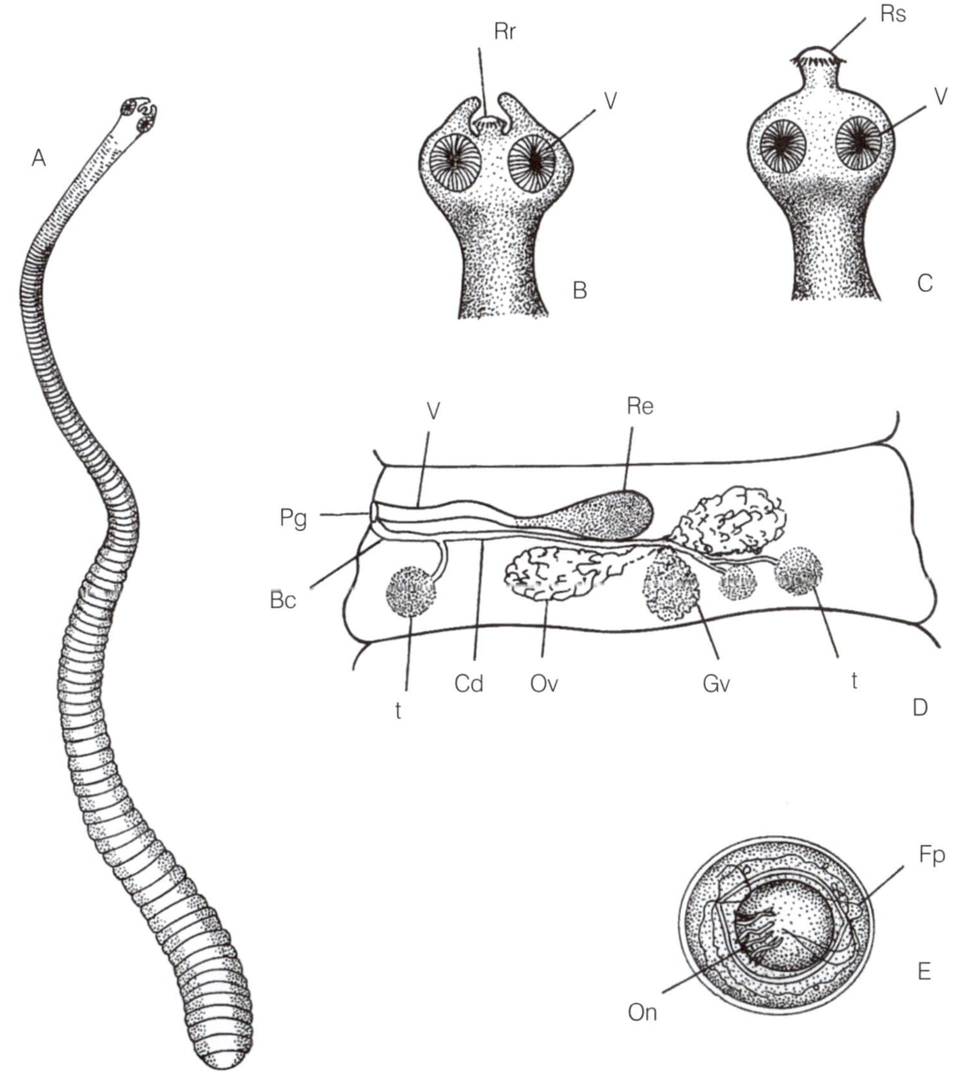

Fig. 3.14 – *Hymenolepis nana* (ou *Rodentolepis nana*), parasito de intestino delgado de humanos e de camundongos, medindo de 3 a 5 cm. A. Verme adulto completo; B. detalhe do escólex, notando-se: Rr = rostro armado retrátil, retraído; V = ventosa; C. detalhe do rostro armado protraído ou saliente (Rs); V = ventosa; D. detalhe de uma proglote madura: Pg = poro genital; V = vagina; Re = receptáculo seminal; Bc = bolsa do cirro (ou pênis); T = testículos; Cd = canal deferente; Ov = ovário; Gv = glândulas vitelogênicas; E. ovo típico, medindo 40 micrômetros de diâmetro, mostrando: On = oncosfera; Fp = filamentos polares.

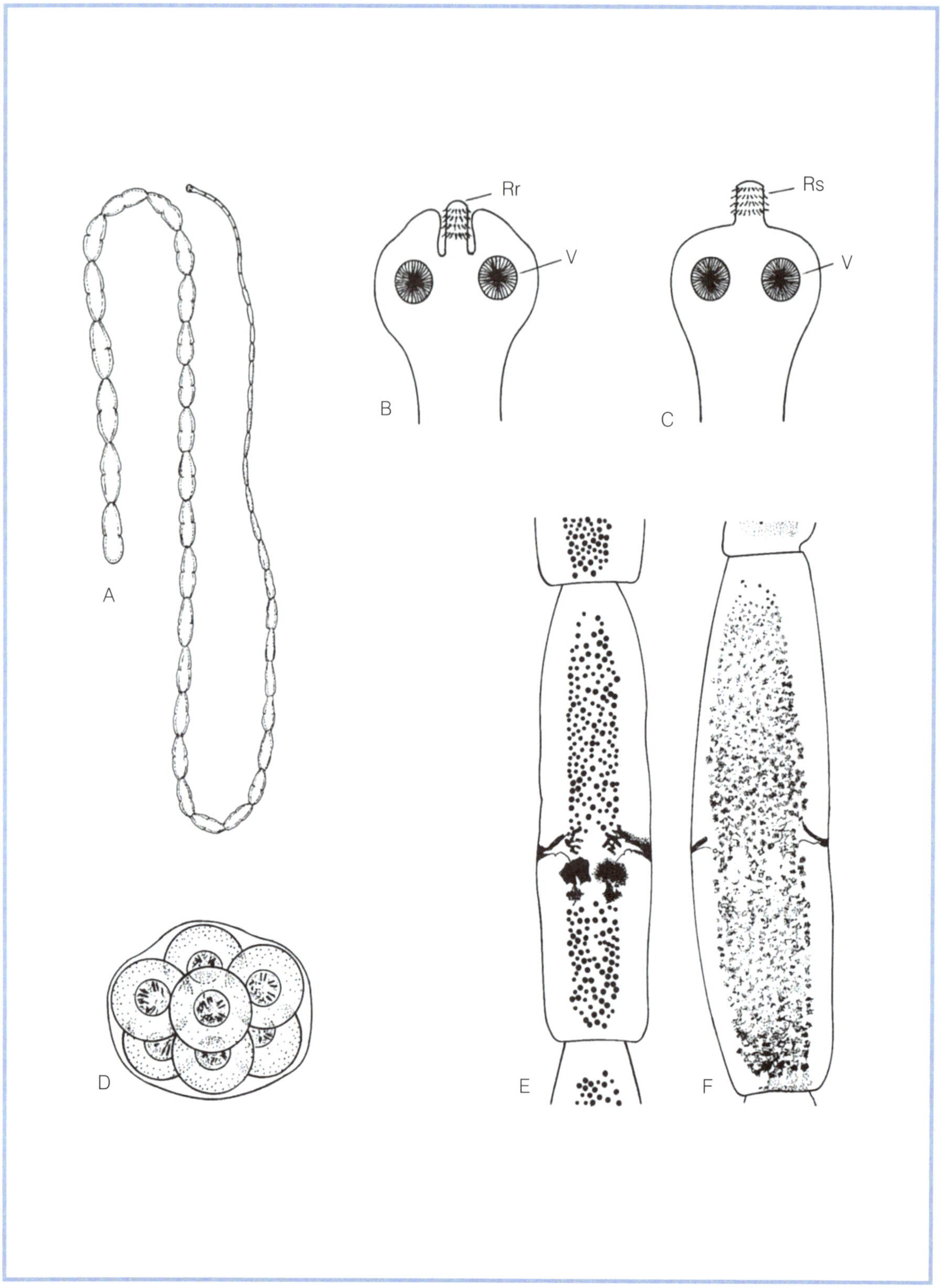

Fig. 3.15 – *Dipylidium caninum*, parasito comum de intestino delgado de cães e gatos, e raro em humanos. A – Verme completo, medindo de 15 a 20 cm; B – escólex, mostrando: Rr = rostro retrátil, armado com quatro fileiras de acúleos; V = ventosa; C – escólex, mostrando: Rs = rostro protraído ou saliente; V = ventosa; D – cápsula ovígera, contendo de 10 a 20; E – proglote madura, mostrando duas aberturas genitais; F – proglote grávida, cheia de cápsulas ovígeras; essas proglotes grávidas se assemelham a sementes de pepino e saem espontaneamente pelo ânus dos animais infectados.

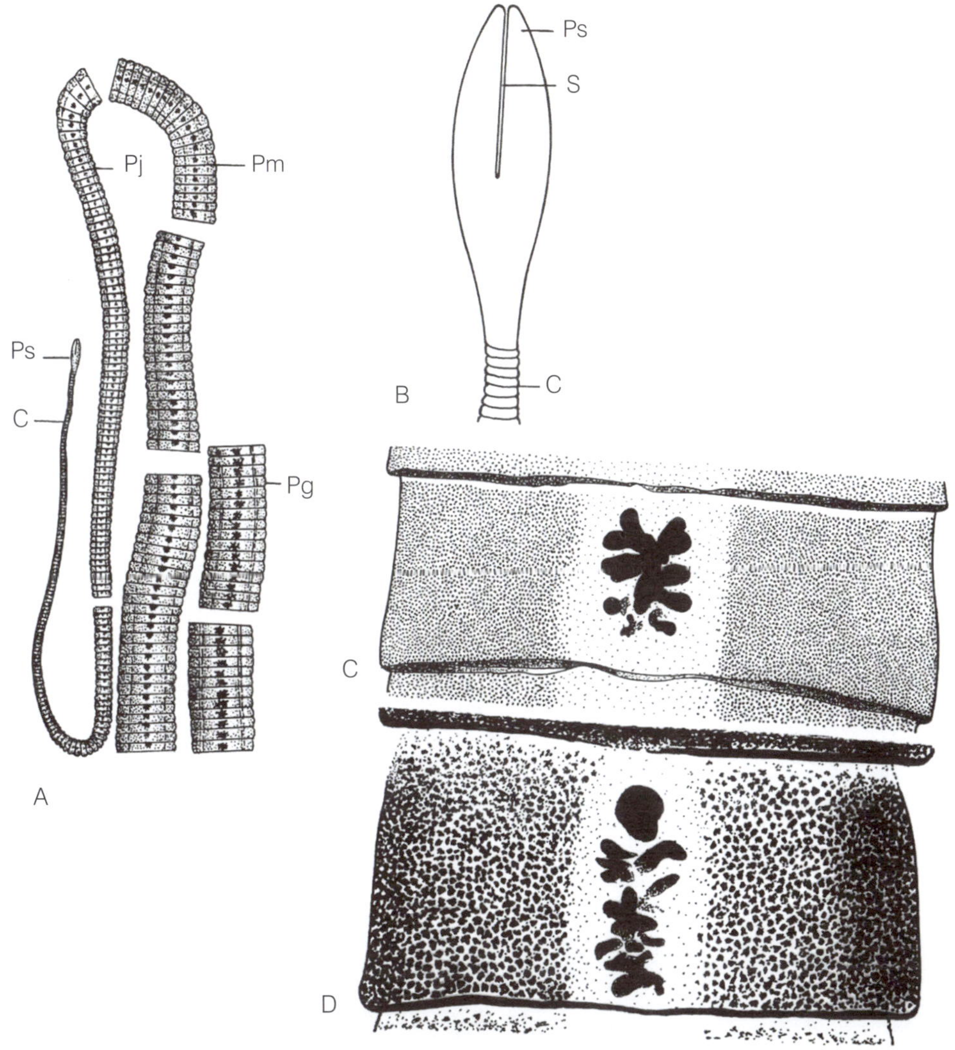

Fig. 3.16 – *Diphyllobothrium latum* (= *Dibothriocephalus latus*), parasito de intestino delgado de humanos, medindo de 8 a 10 m de comprimento. A – Verme adulto completo, mostrando: Ps = pseudobotrídias; C = colo ou pescoço; Pj = proglotes jovens; Pm = proglotes maduras; Pg = proglotes grávidas; B – detalhe da escólex, mostrando: Ps = pseudobotrídia; S = sulco longitudinal; C = colo ou pescoço; C – detalhe da proglote madura, destacando-se o útero; D – proglote grávida, com milhares de ovos.

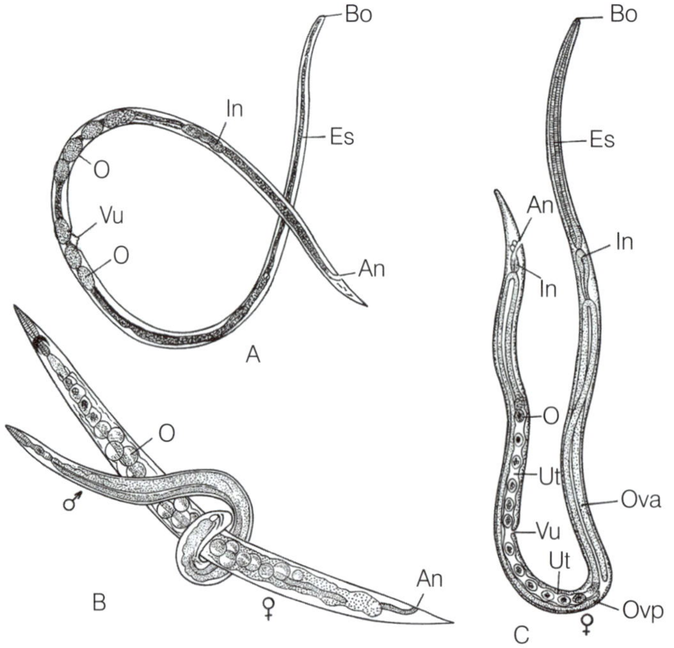

Fig. 3.17 – *Strongyloides stercoralis*, parasito do intestino delgado humano. A e C – fêmeas partenogenéticas, que parasitam as criptas da mucosa do duodeno; são filiformes, medindo cerca de 2 mm de comprimento: Bo = boca; Es = esôfago; O = ovos; Vu = vulva; In = intestino; Ova = ovário anfidelfo; Ovp = ovipositor; Ut = útero; An = ânus; B. macho e fêmea de vida livre: o macho mede cerca de 0,7 mm de comprimento e a fêmea mede cerca de 1 mm de comprimento; An = ânus.

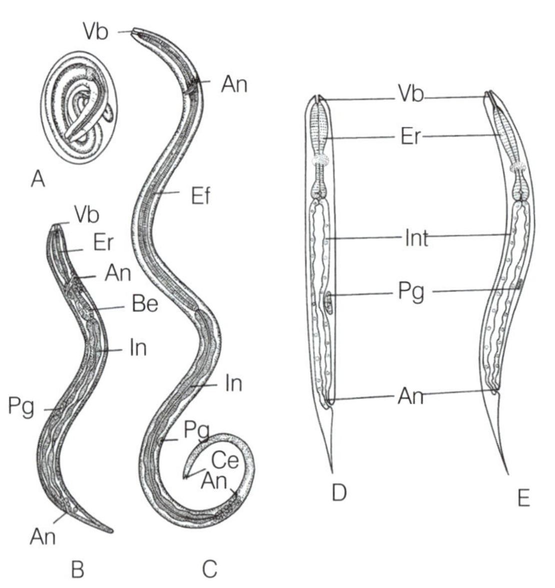

Fig. 3.18 – *Strongyloides stercoralis*, formas imaturas. A – Ovo, com larva dentro, prestes a ser eliminado pela fêmea partenogenética; B. larva rabditoide, vista nas fezes do paciente, medindo cerca de 250 micrômetros de comprimento, notando-se: Vb = vestíbulo bucal pequeno (duas micra); Er = esôfago rabditoide (com duas dilatações nas extremidades e uma constrição central); Be = bulbo esofageano; An = anel nervoso; In = intestino; Pg = primórdio genital visível (comparar com as letras D e E); An = ânus; C – larva filarioide infectante, vista no solo contaminado, medindo cerca de 500 micrômetros de comprimento, notando-se: Vb = vestíbulo bucal; An = anel nervoso; Ef = esôfago filarioide (ou cilíndrico); In = intestino; Pg = primórdio genital; An = ânus; Ce = cauda entalhada (comparar com a letra E da Fig. 3.23); D e E – comparação entre as larvas rabditoides de *D.S. stercoralis* (Vb = vestíbulo bucal pequeno – 2 micra; Er = esôfago rabditoide; Int = intestino; Pg = primórdio genital bem visível) e *E. Ancylostomidae* (Vb = vestíbulo bucal longo – 10 micrômetros; Pg = primórdio genital pouco visível); An = ânus.

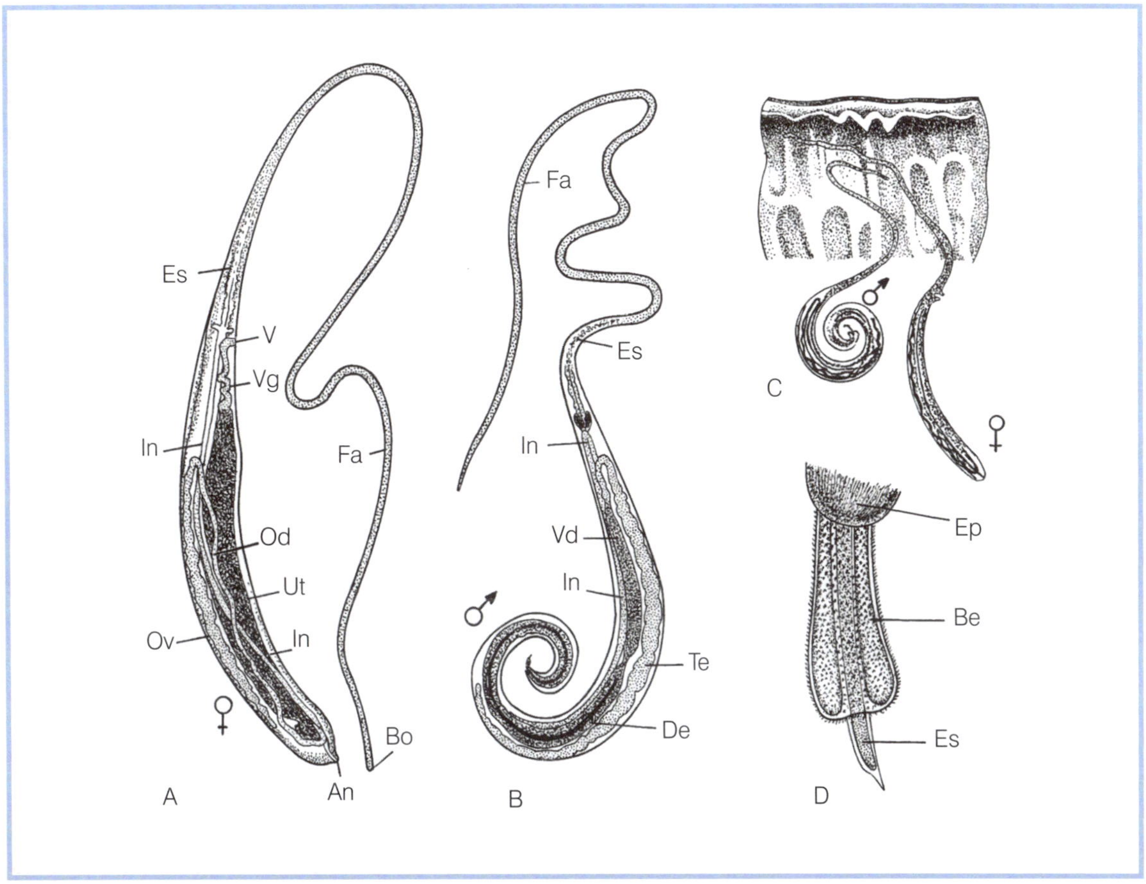

Fig. 3.19 – *Trichuris trichiura*, parasito de intestino grosso de humanos, medindo cerca de 4 cm. A – Fêmea, com a extremidade posterior robusta e reta e com a extremidade anterior afilada como um cabelo: Bo = boca; Fa = faringe filiforme; Es = esôfago; In = intestino; Od = oviduto; Ov = ovário; An = ânus; Ut = útero; Vg = vagina; V = vulva; B – macho, mostrando a extremidade posterior enrolada: Fa = faringe filiforme; Es = esôfago; Te = testículo; De = duto ejaculador; Es = espículo; In = intestino Vd = vaso ou duto deferente; C – aspecto de macho e fêmea mergulhados na mucosa do intestino grosso; D – detalhe do espículo, mostrando: Ep = extremidade posterior do macho; Be = bainha do espículo; Es=espículo.

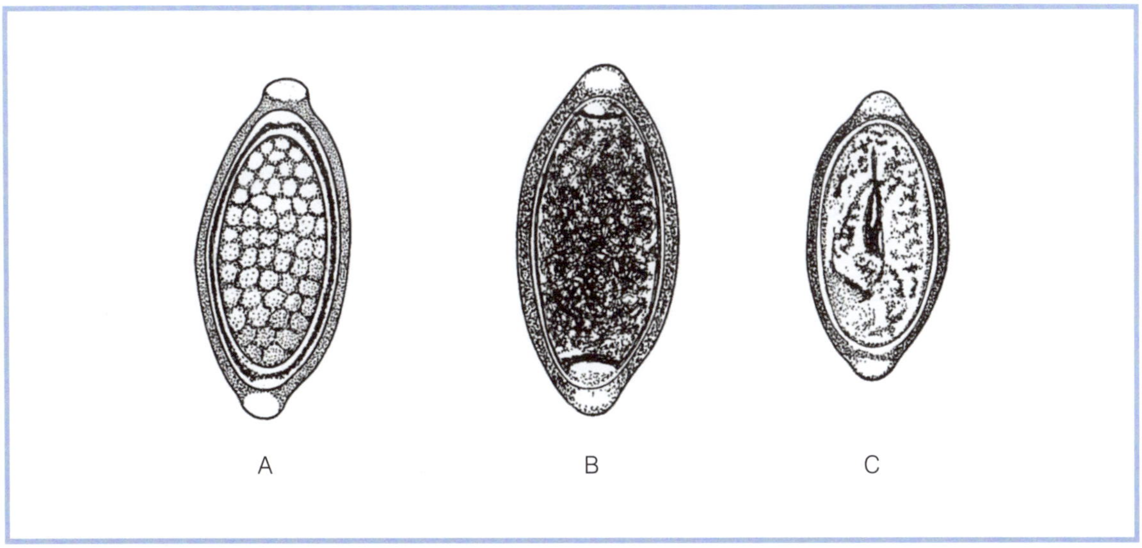

Fig. 3.20 – Ovos de *Trichuris trichiura*, medindo 50 micrômetros de comprimento por 22 de largura. A e B – Ovos com massa de células, conforme são usualmente vistos em exames de fezes; C – ovo com larva infectante no seu interior (ver Fig. 3.28).

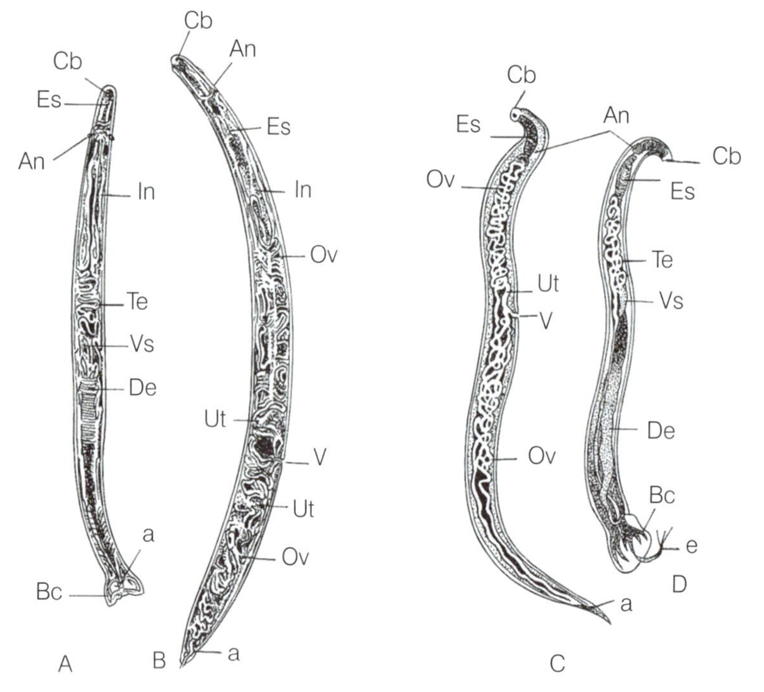

Fig. 3.21 – Ancylostomidae. A – Macho de *Ancylostoma duodenale*, parasito de intestino delgado de humanos, medindo 1 cm de comprimento; B – fêmea de *A. duodenale*, medindo 1,5 cm de comprimento; C – fêmea de *Necator americanus*, parasito de intestino delgado de humanos, medindo 0,9 cm de comprimento; D – macho de *N. americanus*, medindo 0,6 cm de comprimento. A: Cb = cápsula bucal; Es = esôfago; An = anel nervoso; In = intestino; Te = testículos; Vs = vesícula seminal; De = duto ejaculador; a = ânus; Bc = bolsa copuladora; B: Ov = ovário; V = vulva; Ut = útero. Notar a forte curvatura cefálica em Necator.

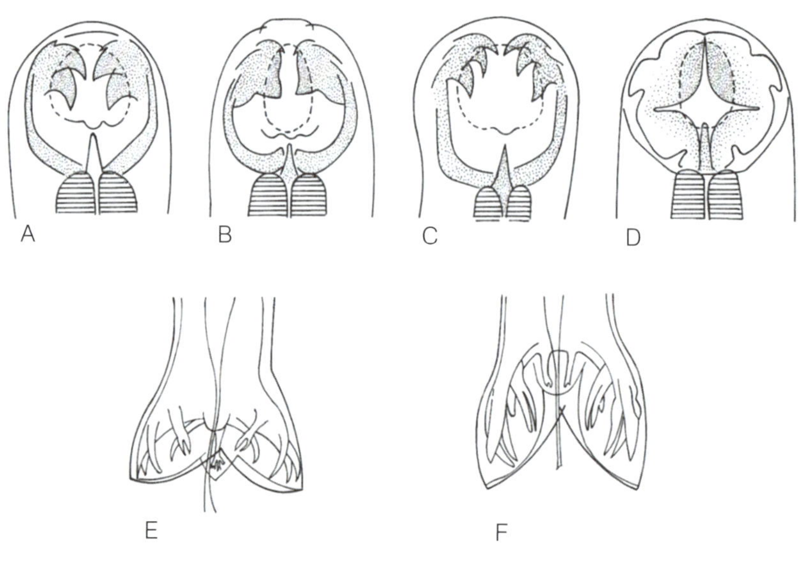

Fig. 3.22 – Ancylostomidae. A – *Ancylostoma duodenale*: cápsula bucal com dois pares de dentes; B – *A. braziliense*: cápsula bucal com um par de dentes; C – *A. caninum*: cápsula bucal com três pares de dentes; D – *Necator americanus:* cápsula bucal com duas lâminas ou placas cortantes; E – bolsa copuladora de *A. duodenale*; F – bolsa copuladora de *N. americanus*.

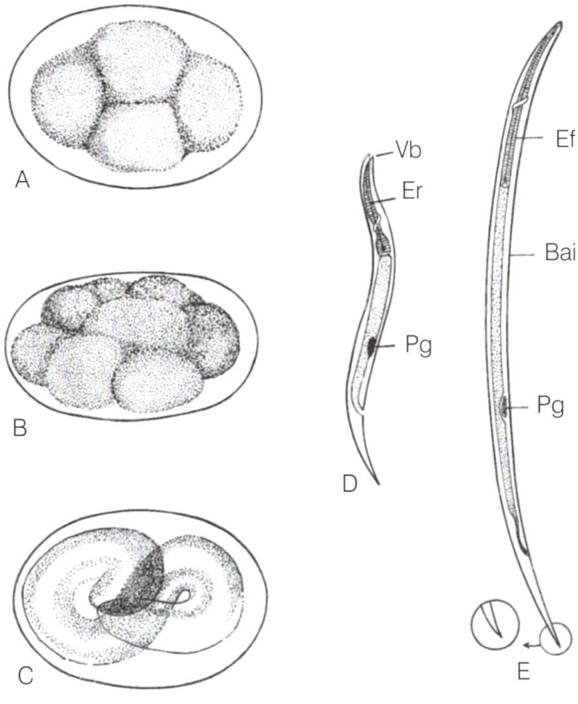

Fig. 3.23 – Formas imaturas de Ancylostomidae. A e B – Ovos recém-eliminados pela fêmea, mostrando uma massa de células, formas usualmente vistas em exames de fezes; C – ovo larvado, usualmente encontrado em solo contaminado; D – larva rabditoide: Vb = vestíbulo bucal; Er = esôfago rabditoide; Pg = primórdio genital; E – larva filarioide infectante, usualmente encontrada em solos contaminados: Ef = esôfago filariforme; Bai = bainha; Pg = primórdio genital; detalhe da cauda pontiaguda. (comparar com a Fig. 3.18).

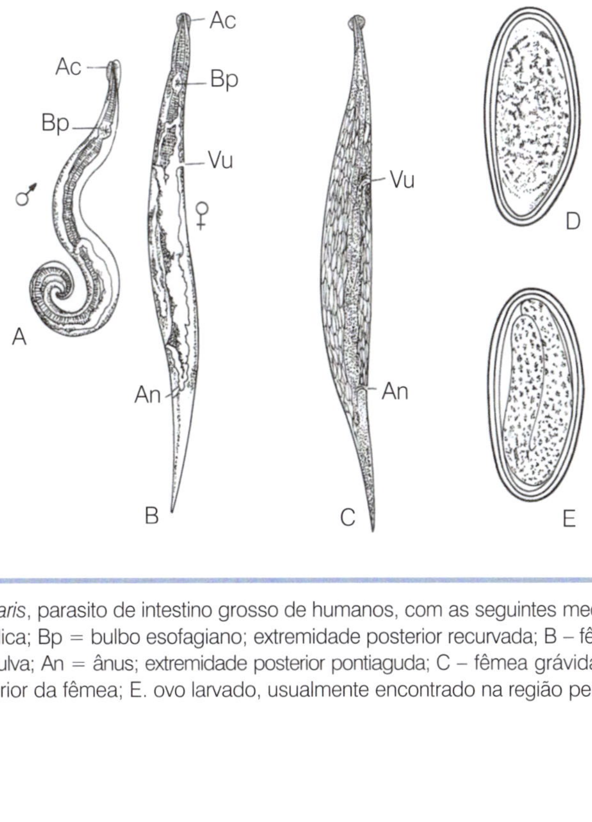

Fig. 3.24 – *Enterobius vermicularis*, parasito de intestino grosso de humanos, com as seguintes medidas: macho, 0,5 cm; fêmea, 1 cm. A – Macho: Ac = asa cefálica; Bp = bulbo esofagiano; extremidade posterior recurvada; B – fêmea madura: Ac = asa cefálica; Bp = bulbo esofagiano; Vu = vulva; An = ânus; extremidade posterior pontiaguda; C – fêmea grávida, repleta de ovos; D. ovo com massa de células, visto no interior da fêmea; E. ovo larvado, usualmente encontrado na região perianal do paciente.

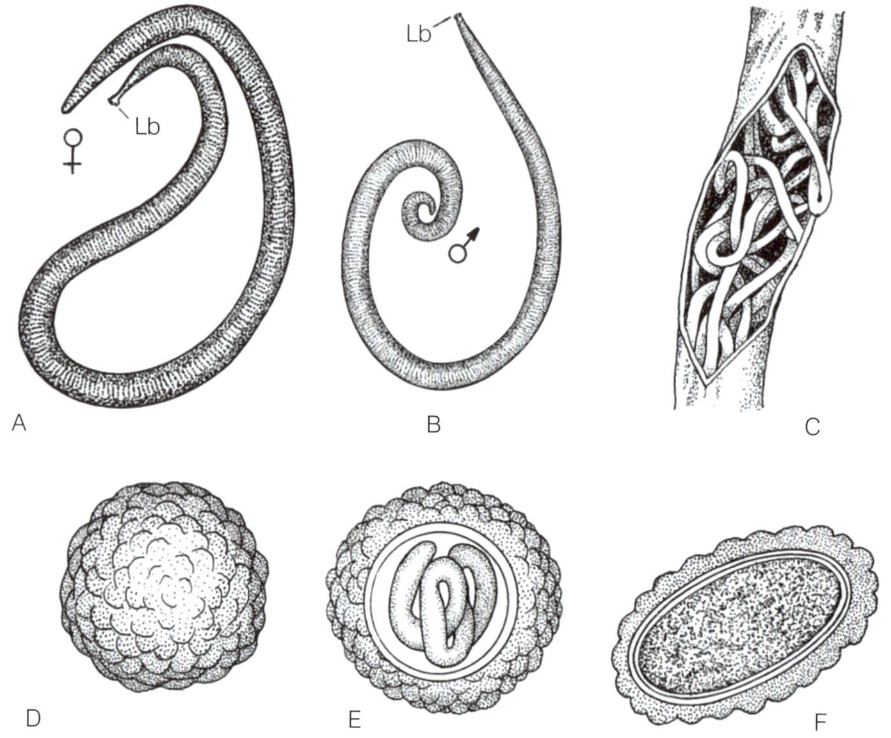

Fig. 3.25 – *Ascaris lumbricoides*, parasito do intestino delgado de humanos, com as seguintes medidas: fêmea, de 30 a 40 cm; macho, de 20 a 30 cm. A – Fêmea: Lb = três fortes lábios; extremidade posterior reta; B – macho: Lb = três fortes lábios; extremidade posterior recurvada; C – aspecto de alça do intestino delgado repleta de vermes adultos; D – ovo normal, mamilonado, usualmente encontrado em exame de fezes; E – ovo larvado; F – ovo infértil, também visto em exame de fezes (ver Fig. 3.28).

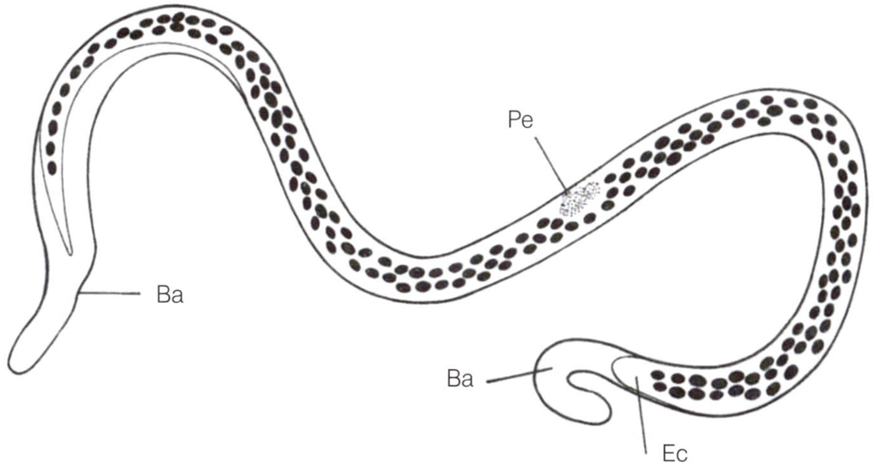

Fig. 3.26 – Microfilária de *Wuchereria bancrofti*, presente no sangue periférico de humanos, entre 22 e 6 horas, medindo de 250 a 300 micrômetros de comprimento: Ba = bainha; Pe = poro excretor e células excretoras; Ec = extremidade cefálica. Os diversos pontos negros representam células subcuticulares (que irão formar a hipoderme e a musculatura do verme adulto) e células somáticas (que irão formar o tubo digestório e órgãos reprodutivos do adulto).

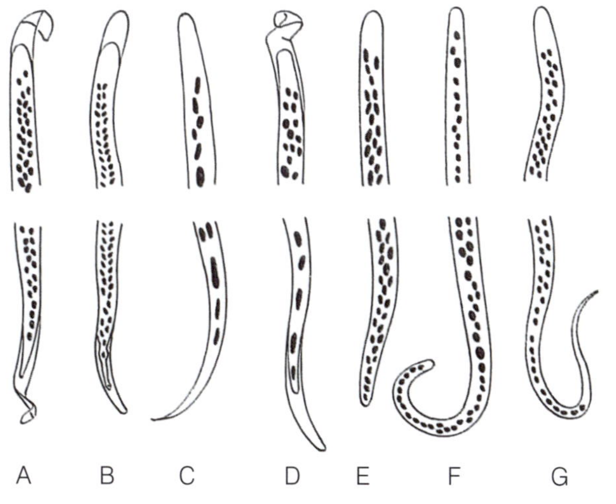

Fig. 3.27 – Detalhes da diferenciação das microfilárias que podem ser encontradas em humanos. A – *Wuchereria bancrofti;* B – *Brugia malayi*; C – *Onchocerca volvulus*; D – *Loa loa*; E – *Mansonella perstans*; F – *Mansonella streptocerca*; G – *Mansonela ozzardi.*

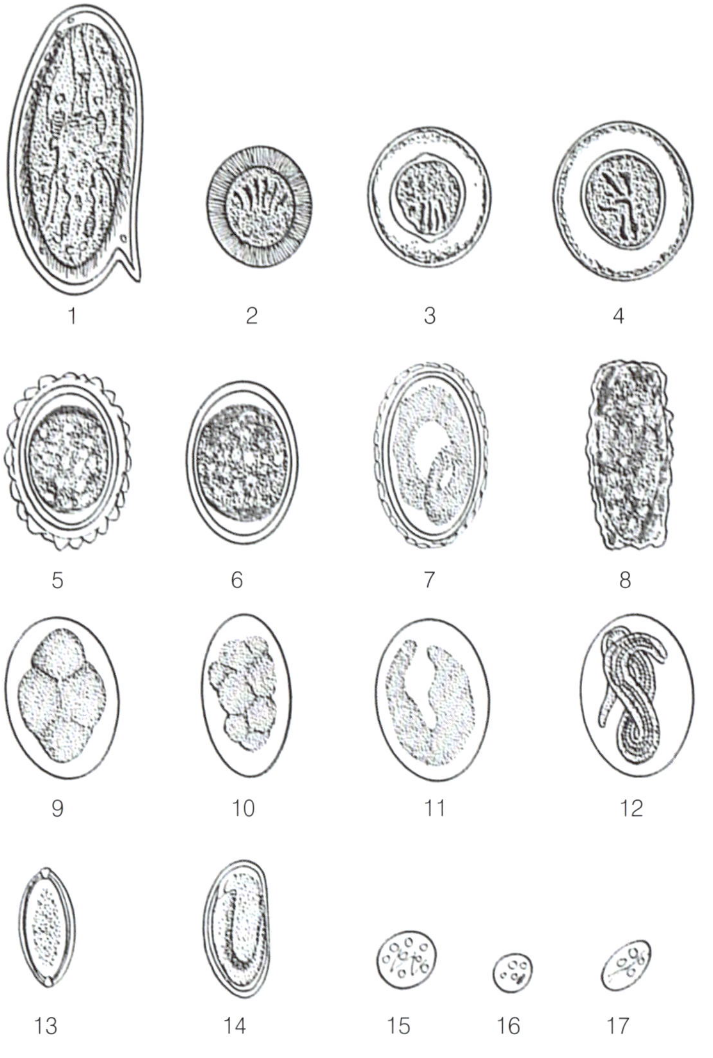

Fig. 3.28 – Figuras de ovos de helmintos e de cistos de protozoários mais frequentes nos exames de fezes, com as dimensões proporcionais. 1 – *Schistosoma mansoni;* 2 – *Taenia* sp.; 3 – *Hymenolepis nana*; 4 – H. *diminuta*; *Ascaris lumbricoides*; 5 – ovo normal; 6 – ovo decorticado; 7 – ovo larvado; 8 – ovo infértil; Ancylostomidae: 9 e 10 – ovos com massa de células; 11 – com início de formação da larva; 12 – ovo larvado; 13 – *Trichuris trichiura*; 14 – *Enterobius vermicularis*; 15 – cisto de *Entamoeba coli;* 16 – cisto de *E. histolytica*; 17 – cisto de *Giardia lamblia*. (Comparar com as fotos da Fig. 5.33.)

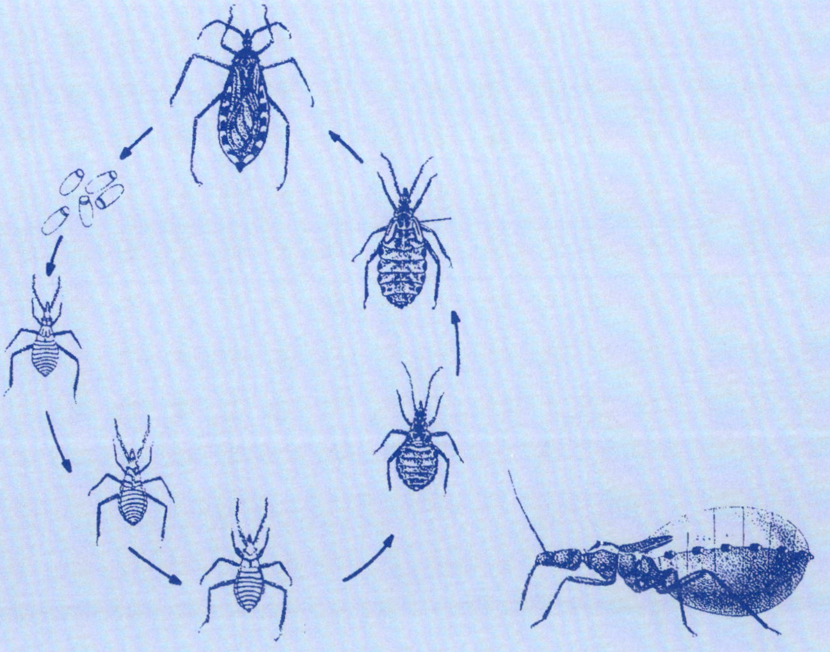

Artrópodes

4

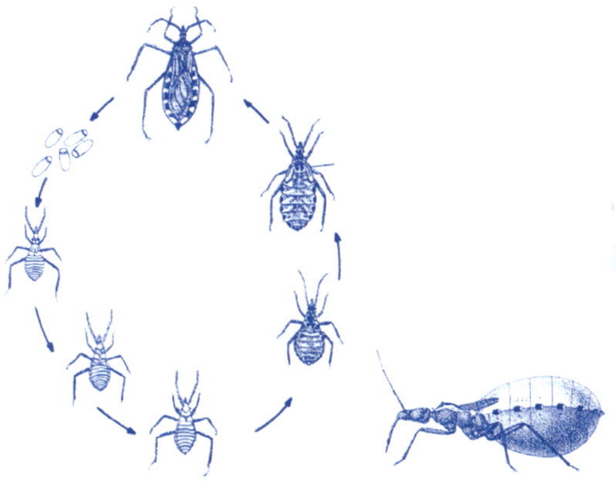

No filo Arthropoda, são encontrados os animais que apresentam duas características típicas: a) patas articuladas (podos = pés e arthro = articulação) e b) corpo recoberto por quitina. É o filo mais numeroso do Reino Animalia, com cerca de 1.500.000 espécies descritas. Possuem simetria bilateral e sexos separados, ocorrendo nos mais variados ambientes terrestres e aquáticos do mundo. Em vista de sua grande importância no equilíbrio e reciclagem da natureza, pode-se afirmar que a vida em nosso planeta não seria viável sem a presença desse interessante e diversificado filo. Assim, podemos dizer que, do enorme número de espécies existentes, algumas poucas são nocivas aos humanos ou aos animais domésticos (e silvestres), quer causando, quer transmitindo patógenos. Por conseguinte, os artrópodes, em sua grande maioria, são muito úteis, quer participando da cadeia alimentar, quer como polinizadores, quer como controladores biológicos, quer como rica fonte de alimento humano. Quanto à sua "nocividade", deve-se enfatizar que várias espécies de artrópodes nocivos são muito numerosas em ambientes rurais e urbanos em decorrência das baixas condições sanitárias e sociais organizadas pelos próprios humanos. Ou seja, as pragas dos insetos nocivos ocorrem exatamente onde também imperam outras pragas terríveis, como a pobreza, o analfabetismo, a fome, os preconceitos, a submissão ideológica e a religiosa. Ou seja, todas as pragas são decorrentes da própria ação ou omissão humana.

O filo Arthropoda é dividido em três subfilos e várias classes. Assim, temos: Trilobita (fósseis), Chelicerata (com a classe Arachnida) e Mandibulata (com a classe Insecta). Neste *Atlas Didático* mostraremos as espécies mais freqüentes de insetos (caracterizados por possuírem três pares de patas) e de aracnídeos (caracterizados por possuírem quatro pares de patas). Para mais detalhes sobre classificação, importância parasitológica, biologia e controle dos artrópodes aqui apresentados, é interessante examinar um dos livros indicados na bibliografia presente no final deste *Atlas*. Nas Figs. 4.1 a 4.41, estão mostrados os detalhes dos artrópodes importantes na parasitologia médica. Na Tabela 4.1 está presente a classificação dos artrópodes.

Tabela 4.1
Filo Arthropoda

Filo	Classe	Ordem	Subordem	Família
Arthropoda	Insecta	Diptera	Nematocera	Psychodidae Culicidae Ceratopogonidae Simuliidae
			Brachycera	Tabanidae Calliphoridae Sarcophagidae Muscidae Oestridae
		Hemiptera	Heteroptera	Reduviidae Cimicidae
		Siphomiptera		Tungidae Pulicidae Rhopalopsylidae
		Anoplura		Pediculidae Pthiridae
	Arachnida	Acari	Ixodides	Argasidae Ixodidae
			Sarcoptiformes	Sarcoptidae Pyroglyphidae
			Trombidiformes	Demodecidae Trombiculidae
		Scorpiones		
		Araneida		

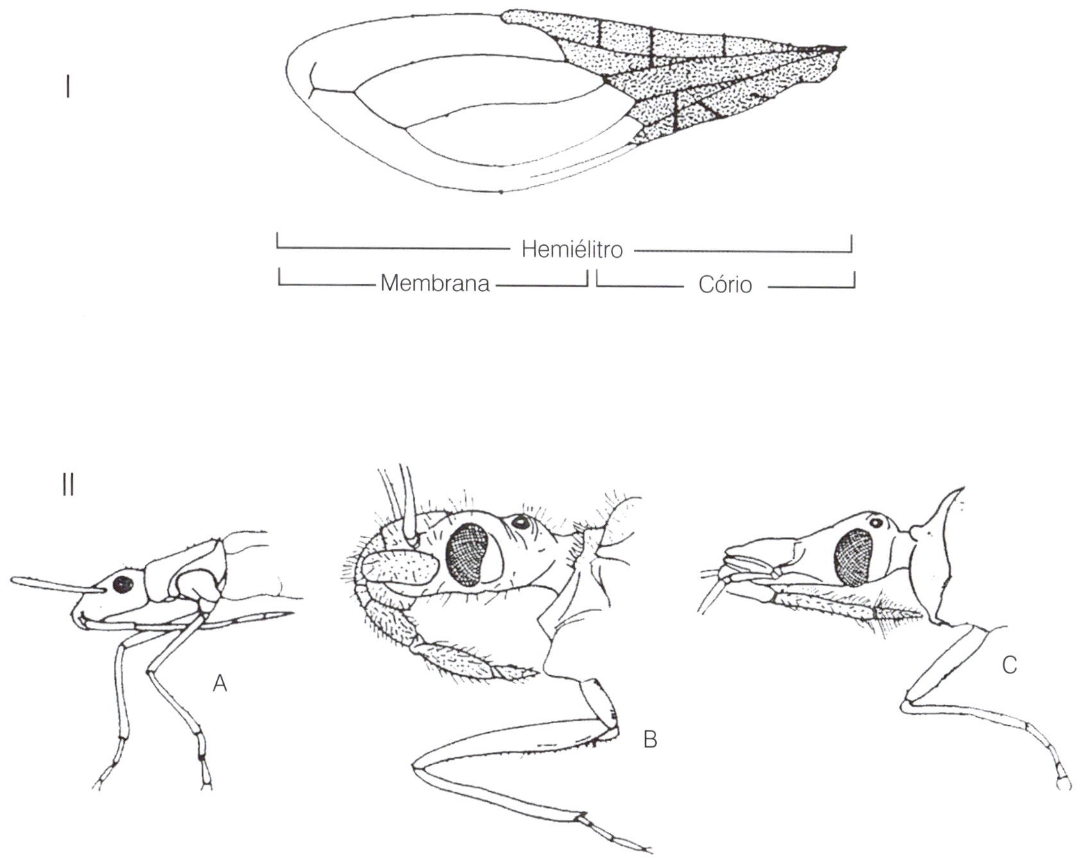

Fig. 4.1 – Ordem Hemiptera: I – asa anterior característica (hemiélitro), mostrando a metade basal coriácea e a metade distal membranosa. II – Distinção dos hábitos alimentares dos hemípteros conforme o aparelho bucal ou probóscida. A – Fitófago: probóscida com quatro segmentos, ultrapassando o comprimento da cabeça (além de não possuir pescoço visível); B – predador: probóscida com três segmentos, porém curvos; C – hematófago (triatomíneo ou barbeiro): probóscida com três segmentos retos.

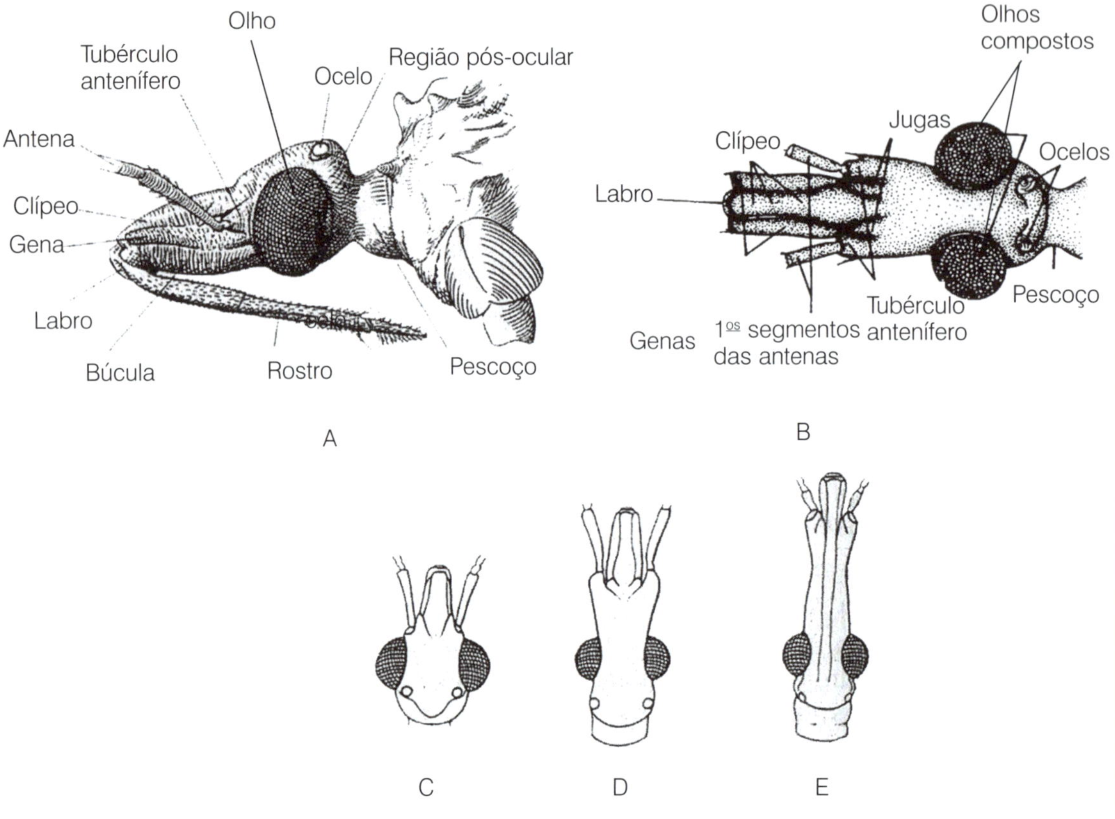

Fig. 4.2 – A e B – Detalhes da cabeça dos Triatominae (barbeiros). Identificação dos gêneros dos Triatominae (barbeiros) conforme a posição da implantação das antenas: C – *Panstrongylus*: antenas emergem junto dos olhos; D – *Triatoma*: antenas emergem entre os olhos e a ponta da cabeça (clípeo); E – *Rhodnius*: antenas emergem na ponta da cabeça (clípeo).

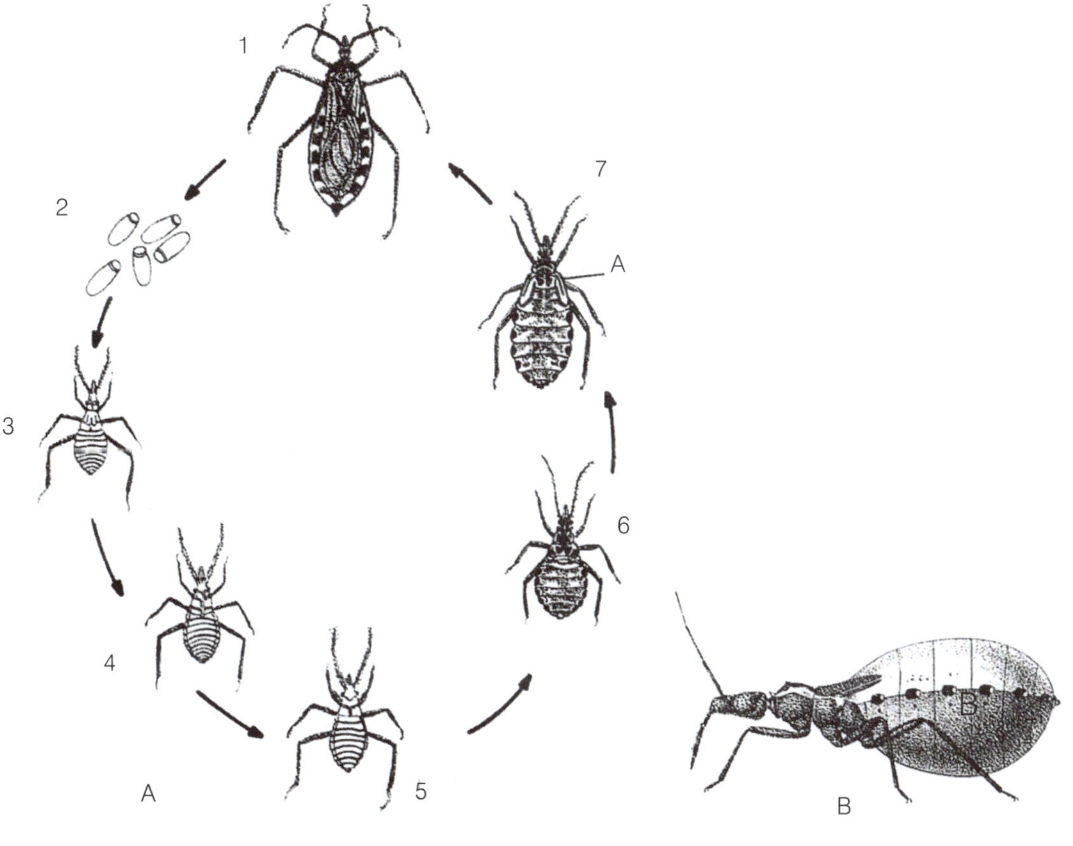

Fig. 4.3 – A – Ciclo biológico de um triatomíneo: 1 – fêmea de *Panstrongylus megistus*; 2 – ovos soltos no substrato (os ovos de *Triatoma* também são soltos, já os ovos de *Rhodnius* são colocados aderidos – cementados – ao substrato); 3 – ninfa de 1º estádio; 4 – ninfa de 2º estádio; 5 – ninfa de 3º estádio; 6 – ninfa de 4º estádio; 7 – ninfa de 5º estádio, vendo-se em A o primórdio alar. A incubação demora cerca de 20 dias e de ninfa 1 a ninfa 5 demora cerca de dois meses. B – ninfa de 5º estádio ingurgitada de sangue.

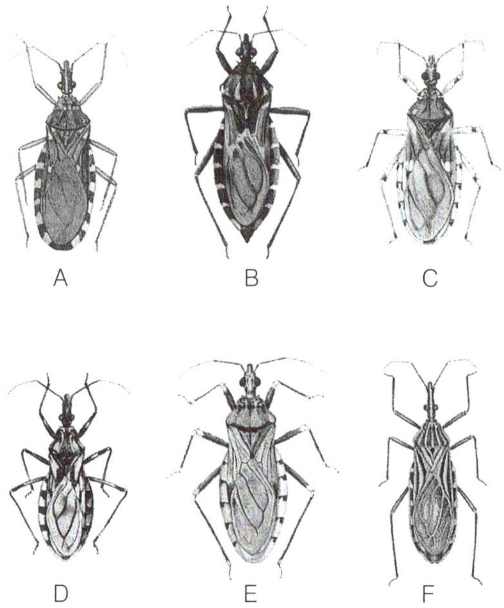

Fig. 4.4 – Espécies principais de triatomíneos. A – *Triatoma infestans* (porte médio, medindo cerca de 2,5 cm); B – *Panstrongylus megistus* (porte grande, medindo cerca de 3,5 cm); C – *T. sordida* (porte pequeno, medindo cerca de 1,8 cm); D – *T. brasiliensis* (porte médio, medindo cerca 2 cm); E – *P. geniculatus* (porte médio, medindo cerca de 2,7 cm; essa espécie mantém o *Trypanosoma cruzi* entre os tatus); F – *Rhodnius prolixus* (porte médio, medindo cerca de 2 cm; espécie importante na Venezuela, Colômbia e América Central).

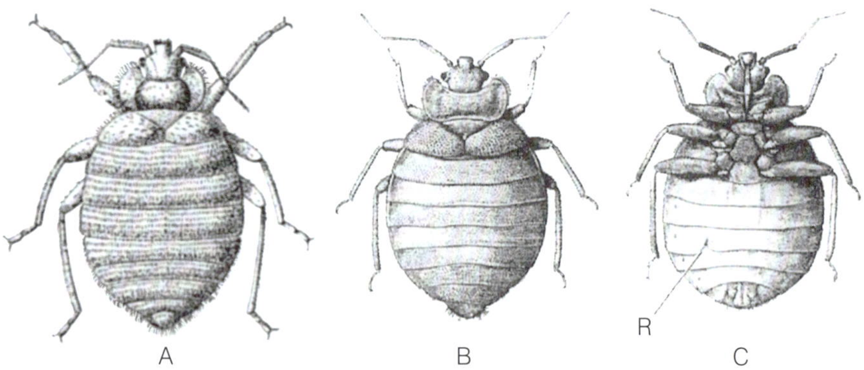

Fig. 4.5 – *Cimex lectularius*, ou percevejo de cama, medindo cerca de 0,5 cm de comprimento. A – Macho, vista dorsal; B – fêmea, vista dorsal; C – fêmea, vista ventral, mostrando o órgão copulador de Ribaga.

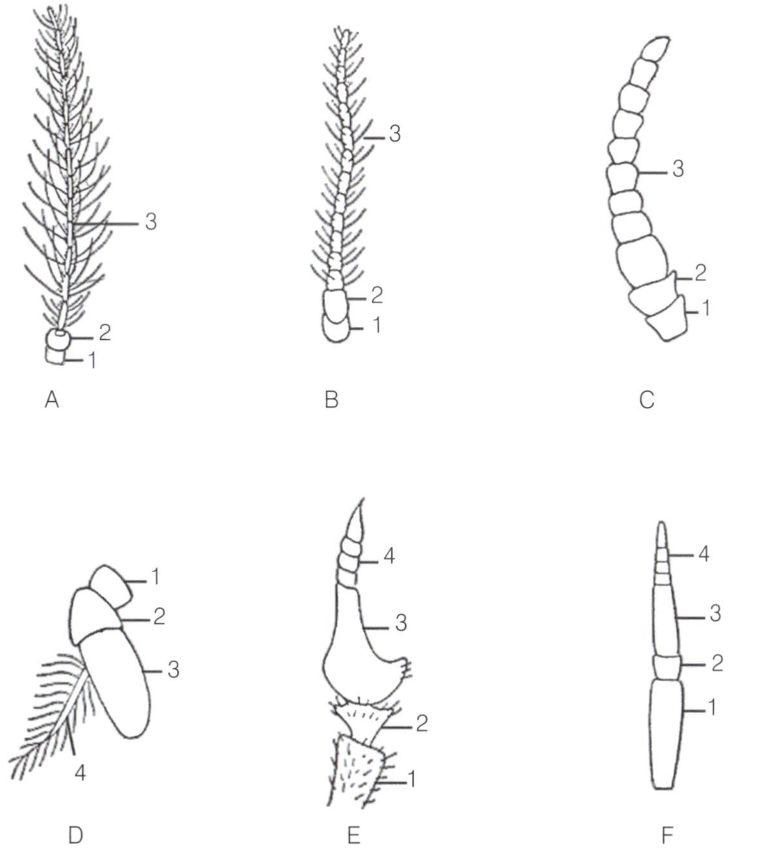

Fig. 4.6 – Tipos de antenas da ordem Diptera. A, B e C – Subordem Nematocera (mosquitos: antenas com mais de seis segmentos); D, E e F – subordem Brachycera (moscas: antenas com três segmentos); 1 – escapo; 2 – pedicelo; 3 – flagelo; 4 – anelações do "estilo".

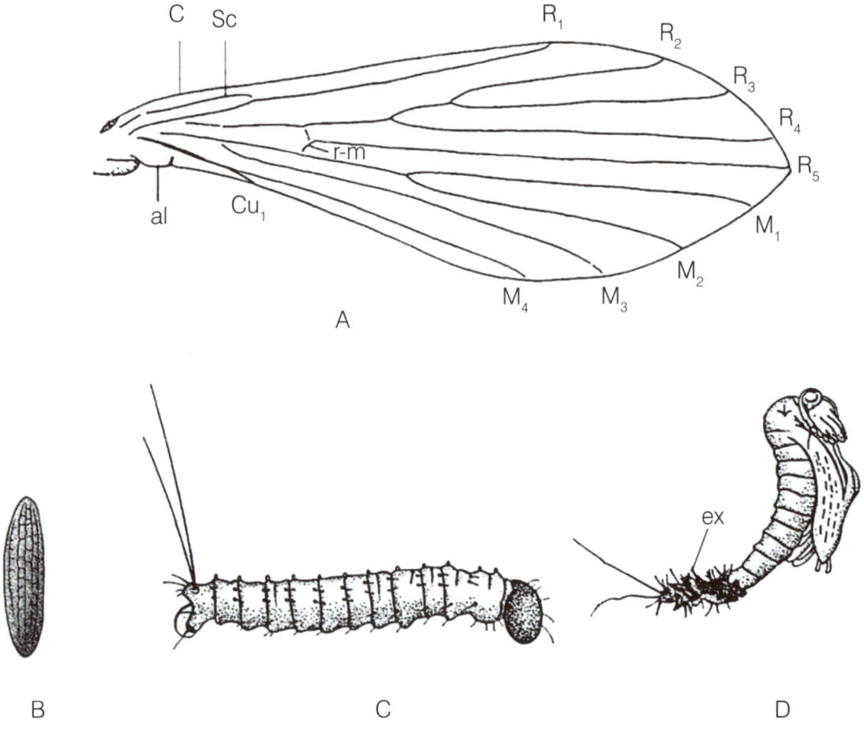

Fig. 4.7 – Família Psychodidae, gênero *Lutzomyia*: A. asa típica, mostrando as nervuras paralelas e o ápice lanceolado (em ponta de lança); c = costa; Sc = subcosta; R_1 ... R_5 = radiais; M_1 ... M_4 = medianas; Cu1 = cubital; al = alar; r-m = rádio-mediana; B. ovo típico; C. larva de segundo estádio (notar dois filamentos caudais); D. pupa, notando-se a exúvia (casca) da larva de quarto estádio.

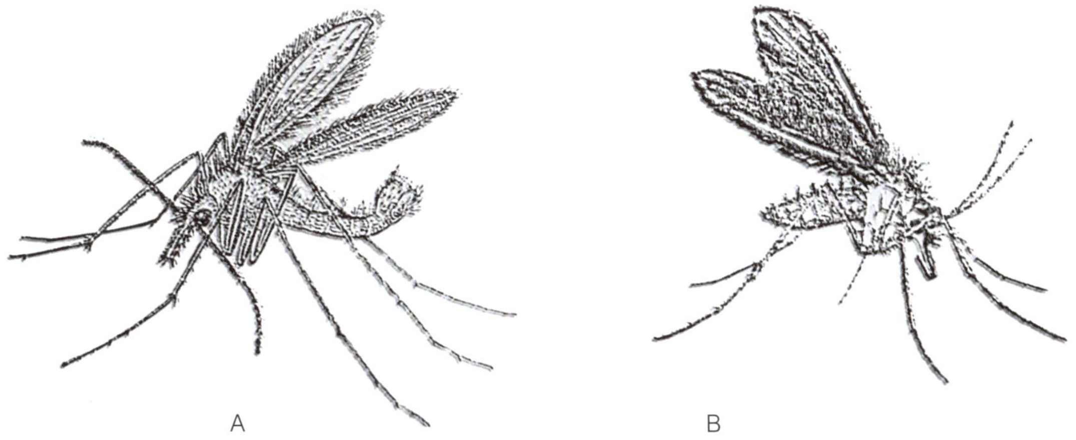

Fig. 4.8 – Gênero *Lutzomyia*, ou mosquito palha, inseto pequeno, medindo cerca de 2 mm de comprimento, apresentando as asas abertas para cima e lanceoladas, isto é, terminam em forma de lança; diferenças entre macho (extremidade posterior com digitações) e fêmea (extremidade posterior arredondada). A – Macho; B – fêmea (Fig. 4.9).

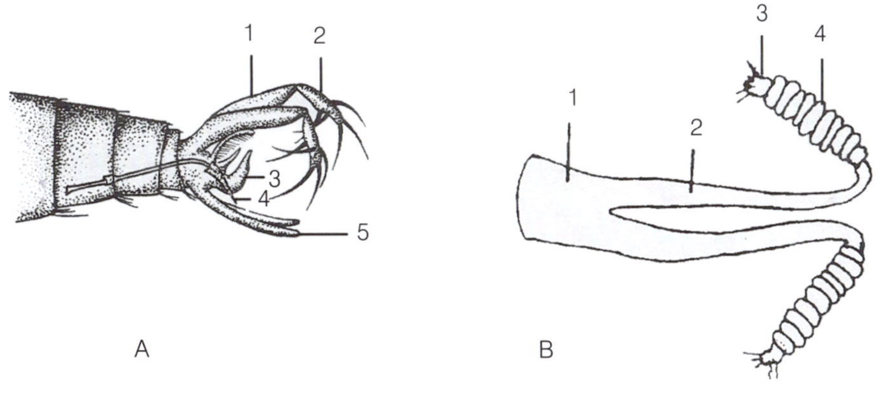

Fig. 4.9 – Genitálias de *Lutzomyia*. A – Genitália do macho, mostrando: 1 – gonocóxito; 2 – gonóstilo; 3 – parâmero; 4 – edeago; 5 – lobo lateral; B – espermateca da fêmea, mostrando: 1 – duto comum; 2 – duto individual; 3 – cabeça; 4 – corpo.

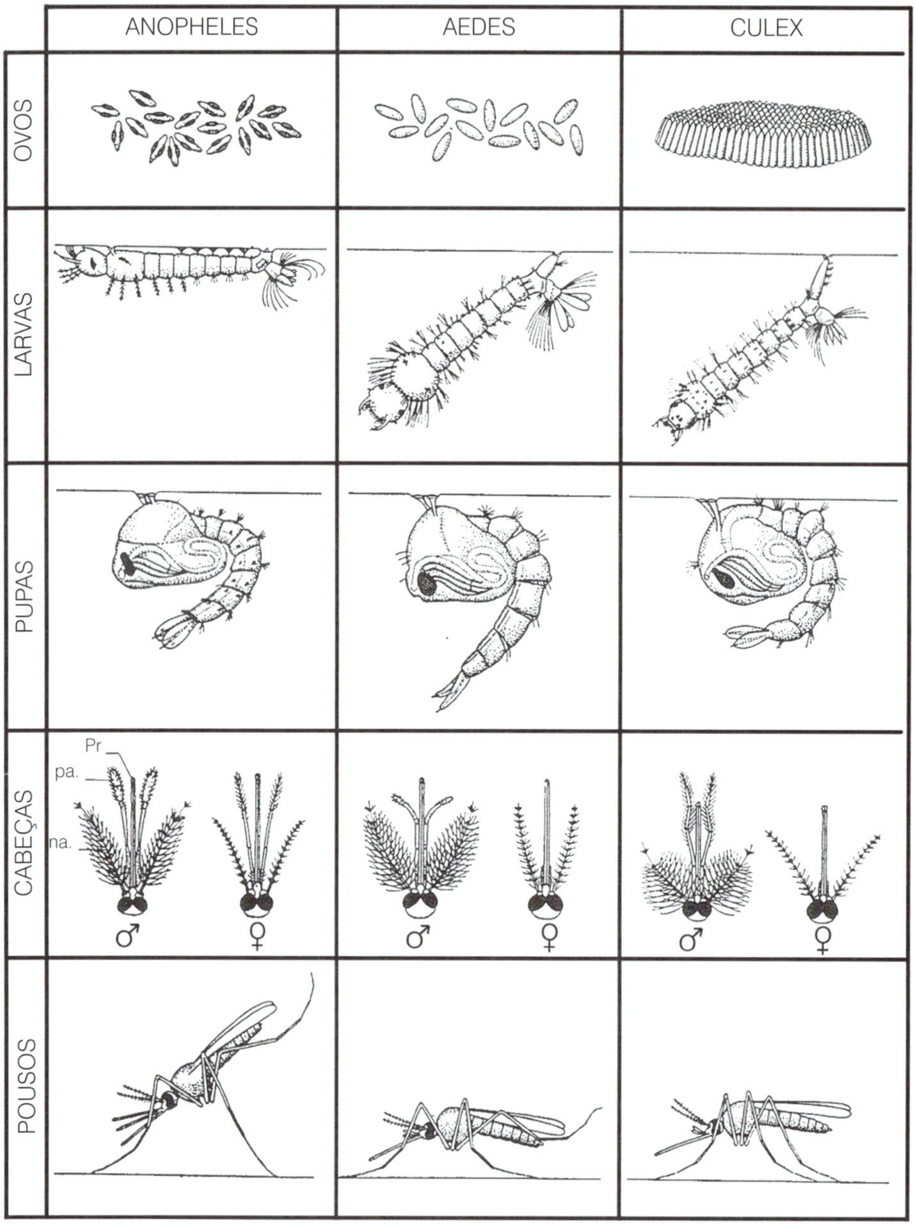

Fig. 4.10 – Diversas fases biológicas de Culicidae, nos três gêneros *Anopheles, Aedes* e *Culex.* Ovos – notar a forma do ovo de cada gênero; em *Culex* os ovos são colocados juntos, formando uma "jangada"; larvas – notar que em *Anopheles* a larva não tem sifão respiratório, em *Aedes* o sifão é curto e em *Culex* o sifão é longo; na cabeça, os machos têm antenas plumosas e nas fêmeas são pilosas; no pouso, o *Anopheles* pousa perpendicular à superfície (mosquito prego) (Figs. 4.11 e 4.12).

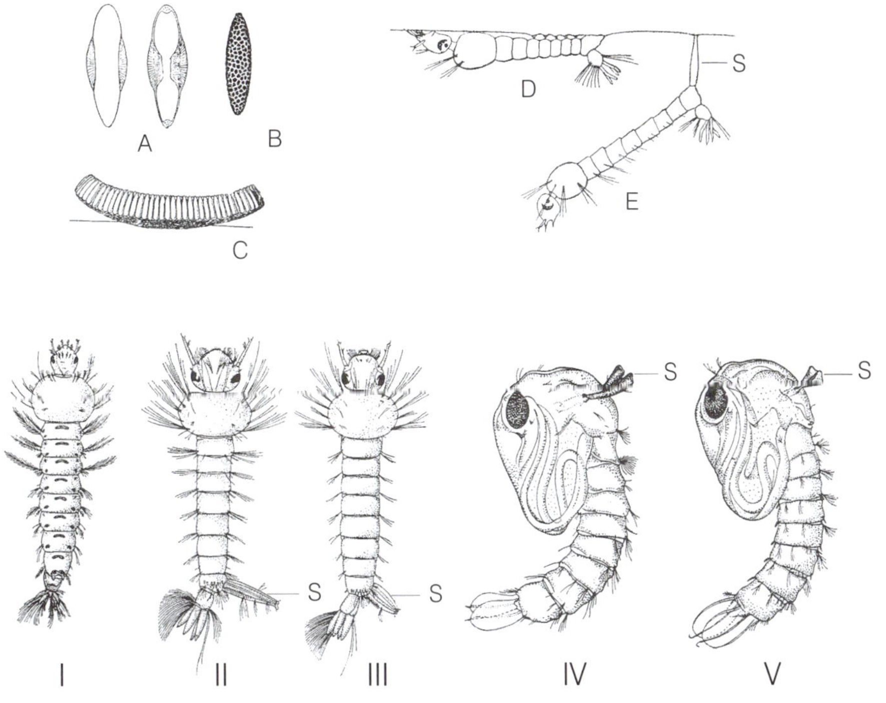

Fig. 4.11 – Detalhes das formas imaturas de Culicidae. A – Ovos de *Anopheles*, mostrando os flutuadores laterais; B – ovo de *Aedes*, mostrando o exocório (casca), que se fixa na parede do recipiente; C – conjunto de ovos de *Culex* formando uma jangada; D – larvas de *Anopheles*, mostrando a ausência de sifão respiratório (os dois espiráculos respiratórios estão no último segmento abdominal); E – larva de *Culex*, mostrando um longo sifão respiratório(s), na extremidade do qual se encontram os dois espiráculos respiratórios; Larvas de quarto estádio e pupas de: I – *Anopheles*; II – Culex; III – *Aedes*; IV – pupa de Culicinae (sifão cilíndrico); V – *Anopheles* (sifão cônico ou em funil).

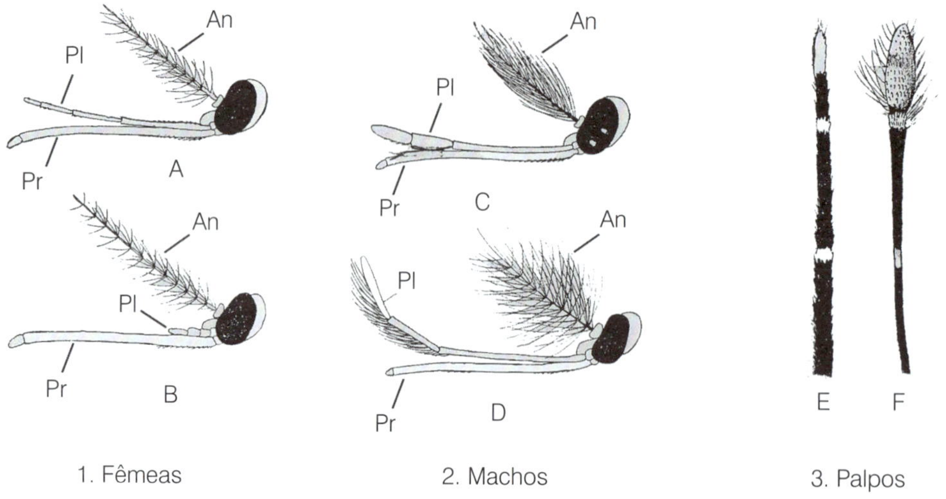

Fig. 4.12 – Diferenças entre Anophelinae e Culicinae, conforme estruturas da cabeça. A – Fêmea de Anophelinae: An = antena pilosa; Pl = palpo longo; Pr = probóscida; B – fêmea de Culicinae: An = antena pilosa; Pl = aqui o palpo é curto; Pr = probóscida; C – macho de Anophelinae: An = antena plumosa; Pl = palpo dilatado (ou em clava); Pr = probóscida; D – macho de Culicinae: An = antena plumosa; Pl = aqui o palpo é cilíndrico; Pr = probóscida; E – palpo de Culicinae (cilíndrico); F – palpo de Anophelinae (dilatado ou em clava).

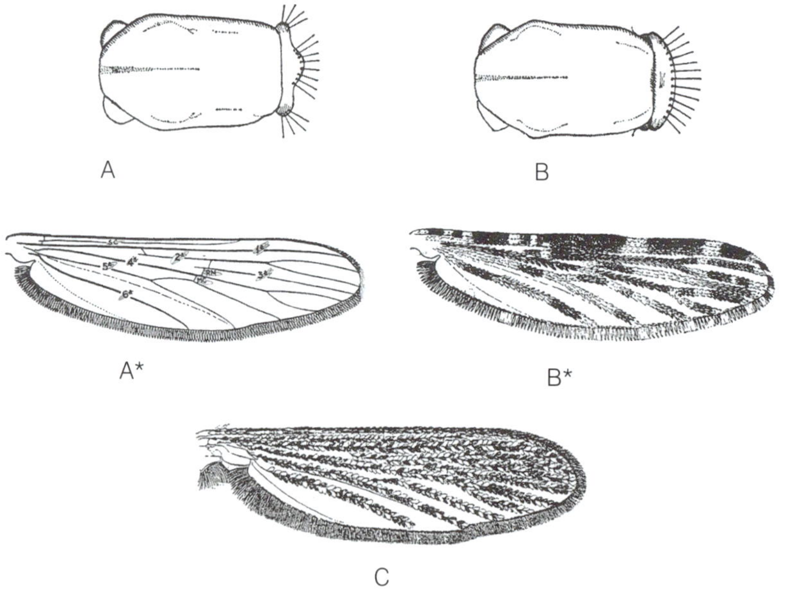

Fig. 4.13 – Diferenças entre Anophelinae e Culicinae, conforme aspectos das asas e do tórax (escutelo). A – Tórax de Culicinae (Culicini e Aedini), com o escutelo trilobado; B – tórax de Anophelinae, com escutelo uniforme ou em meia-lua; A* – asa de Culicinae, com escamas de uma só tonalidade; B* – asa de Anophelinae, com escamas claras e escuras, formando manchas; C – asa de Mansonia, com escamas mais largas, com duas tonalidades entremeadas – claras e escuras.

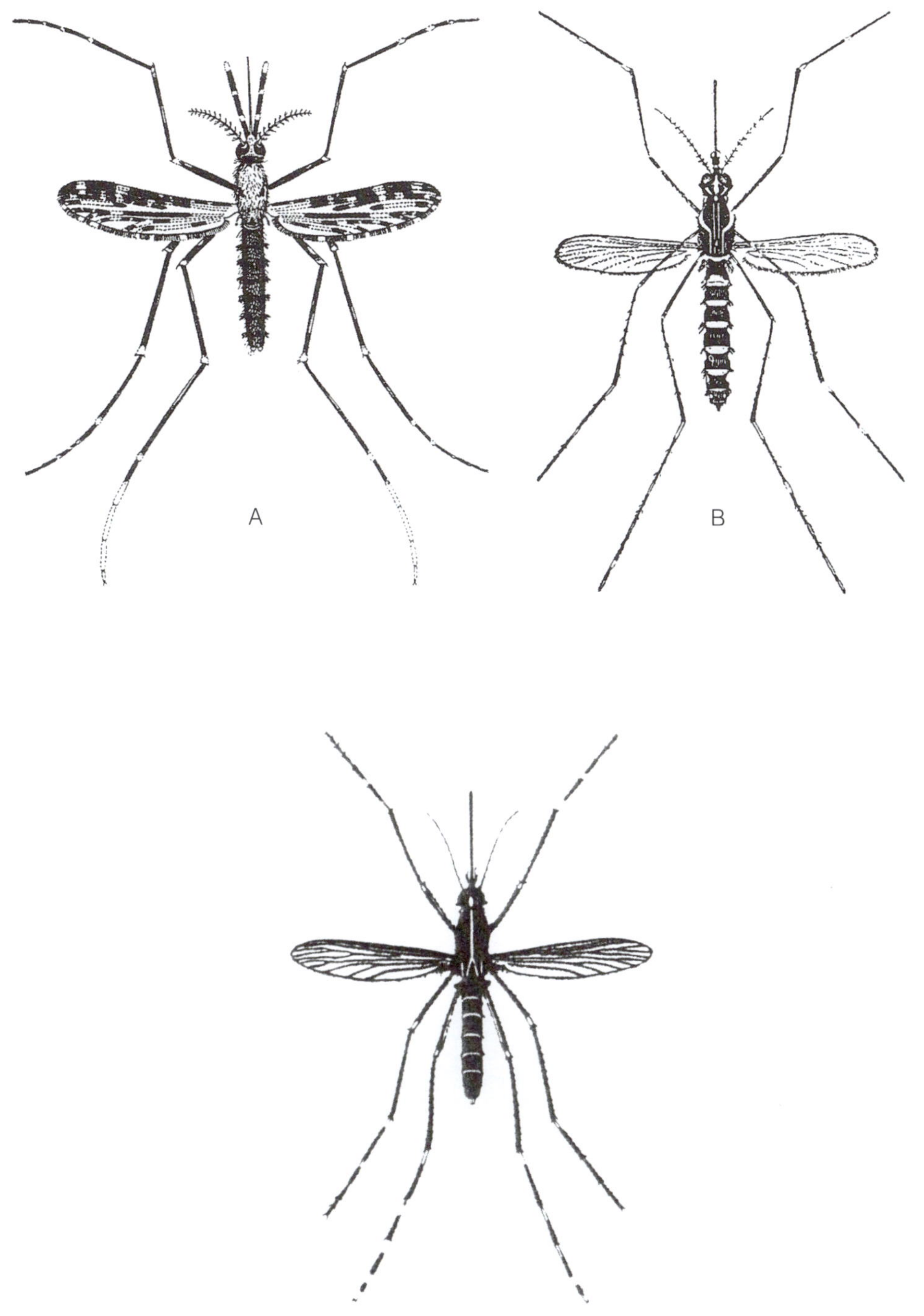

Fig. 4.14 – Três espécies importantes de Culicidae. A – *Anopheles (Nyssorhynchus) darlingi*, principal transmissor de plasmódios humanos; B – *Aedes (Stegomyia) aegypti,* transmissor do vírus Dengue e do vírus da febre amarela urbana; C – *Aedes (Stegomya) albopictus*, transmissor potencial de diversas viroses humanas (essas duas últimas espécies se assemelham, porém o *A. aegypti* tem duas faixas brancas, curvas, na parte lateral do tórax e o *A. albopictus* tem uma faixa branca, reta, na parte central do tórax. Espécies de tamanho médio: 4 mm de comprimento.

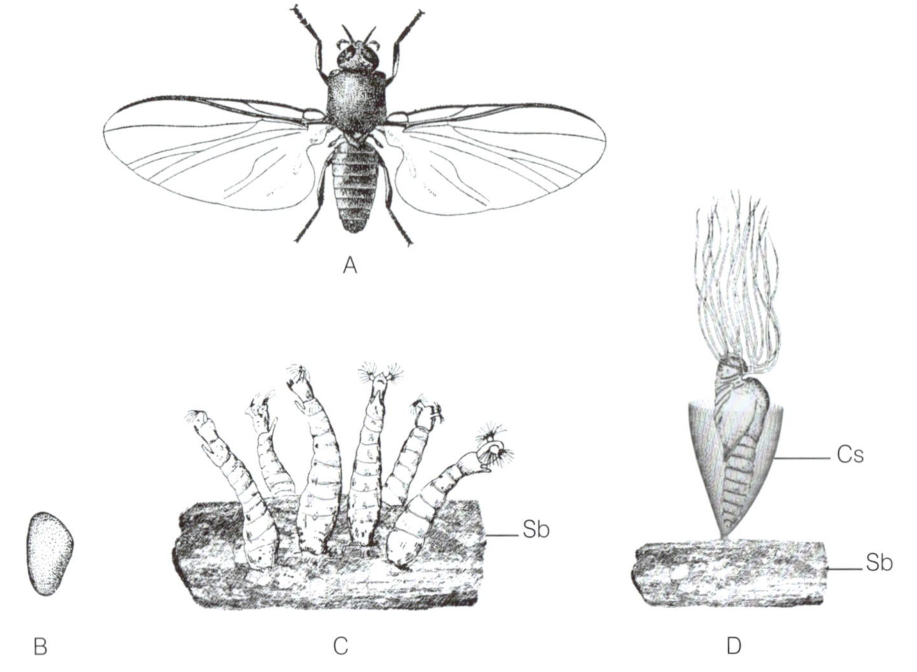

Fig. 4.15 – Simuliidae. A – *Simulium* sp. (borrachudo), hospedeiro intermediário da filária *Onchocerca volvulus*; B – ovo irregular típico; C – larvas aderidas a um toco de madeira (substrato) mergulhado em águas movimentadas (corredeiras); D – pupa típica, dentro de um casulo (Cs) e aderida a um substrato (Sb) mergulhado em águas movimentadas. Inseto usualmente pequeno, medindo cerca de 2 mm de comprimento; apresenta-se antenas em forma de chocalho de cascavel e as asas possuem fortes nervuras na base.

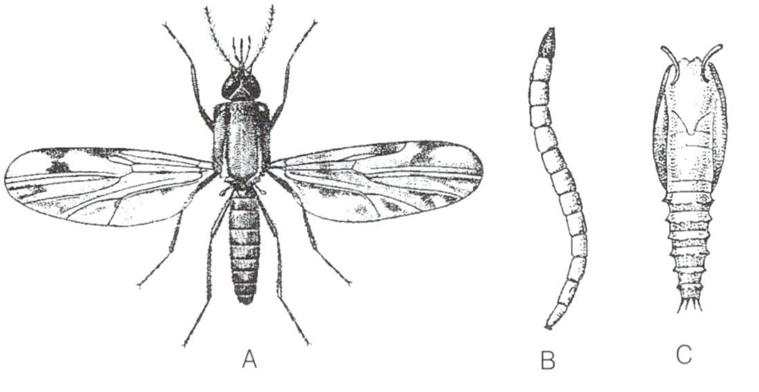

Fig. 4.16 – Ceratopogonidae. A – *Culicoides* sp. (mosquito pólvora ou maruim), hospedeiro intermediário da filária *Mansonella ozzardi* (que ocorre em humanos) e transmissor do vírus língua azul (blue tongue), entre ruminantes; B – larva típica, encontrada em áreas de mangues ou terrenos alagadiços; C – pupa, encontrada em áreas semelhantes. Insetos muito pequenos, medindo cerca de 1 mm de comprimento e asas com manchas esparsas.

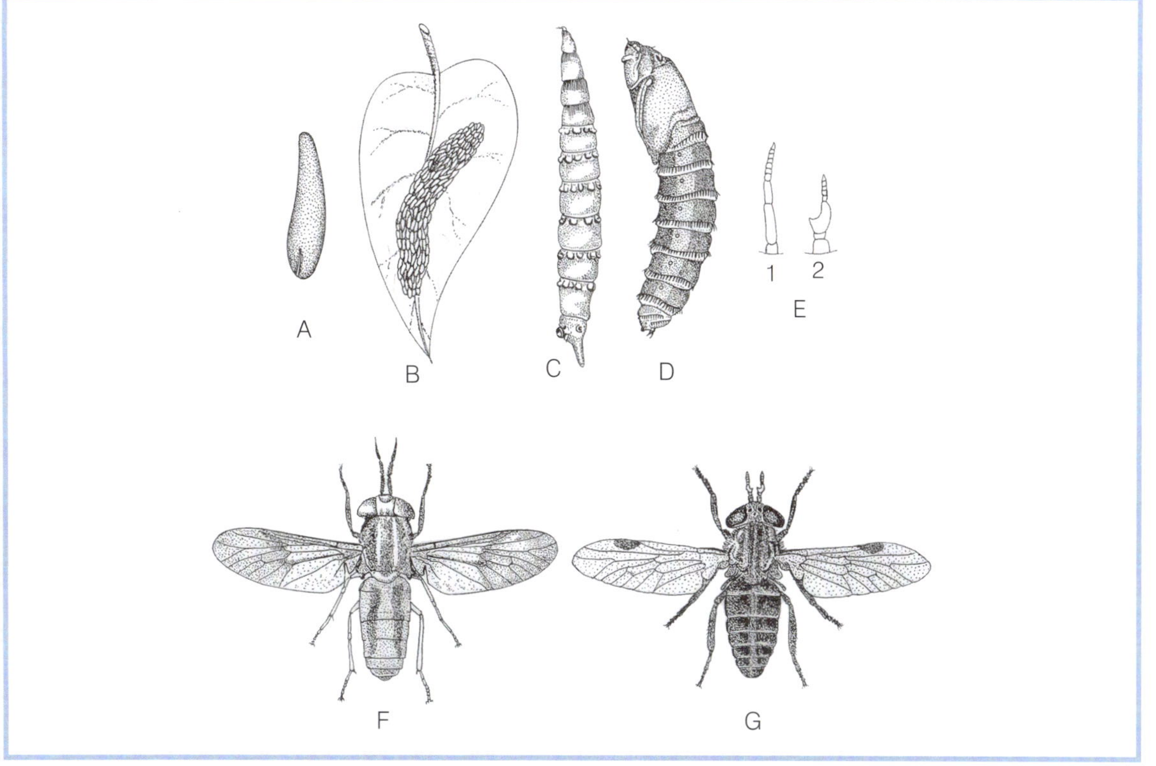

Fig. 4.17 – Subordem Brachycera: moscas com antenas formadas por três segmentos. Grupo Tabanomorpha: 3º segmento apresenta um "estilo" anelado em sua extremidade; família Tabanidae (mutucas). As mutucas usualmente são moscas grandes e robustas, medindo de 6 até 15 mm de comprimento. A – Ovo isolado típico; B – conjunto de ovos colocados sobre uma folha, acima de uma coleção de água; C – larva; D – pupa; E – tipos de antenas de Tabanidae: 1 – gênero *Chrysops*; 2 – gênero *Tabanus*; F – gênero *Chrysops*; G – gênero *Tabanus*.

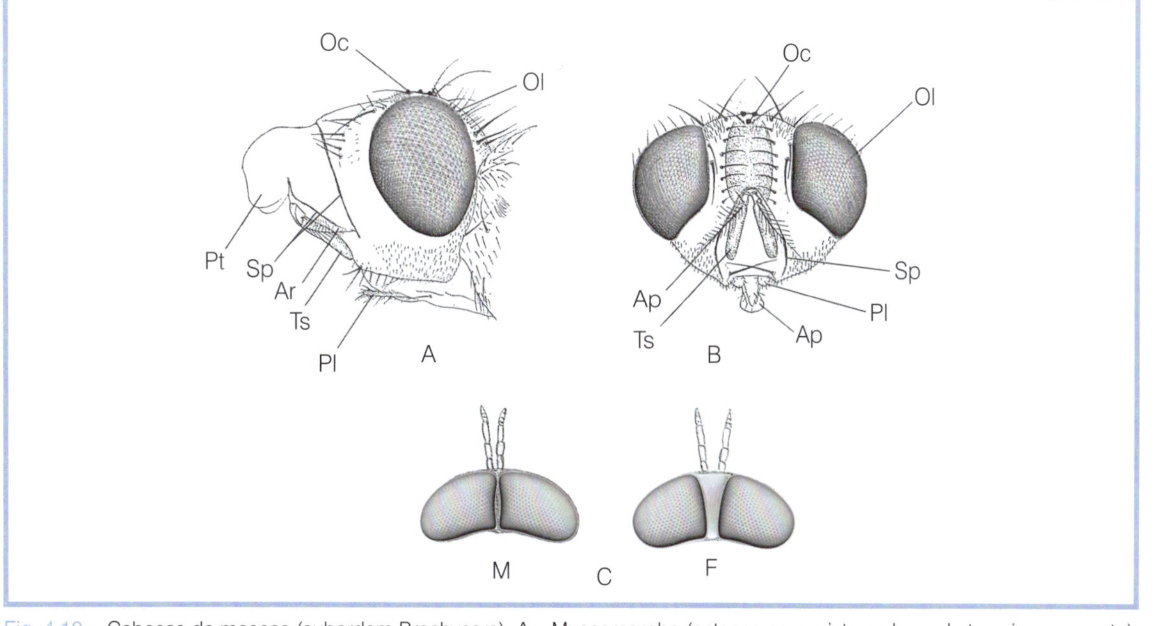

Fig. 4.18 – Cabeças de moscas (subordem Brachycera). A – Muscomorpha (antenas com arista na base do terceiro segmento): Pt = ptilíneo ou ampola frontal distendida (desaparece após a saída do pupário, ficando apenas uma sutura ptilineal); Sp = sutura ptilineal; Ts = 3º segmento antenal; Pl = palpo; Oc = ocelos; Ol = olho composto; B – Oc = ocelos; Ol = olho composto; Sp = sutura ptilineal; Pl = palpo; Ab = aparelho bucal (probóscida) lambedor; Ts = terceiro segmento antenal; Ar = arista; C – cabeças de Tabanomorpha (antenas apresentando um estilo anelado na ponta do 3º segmento); M = macho (olhos holópticos, tocando-se); F = fêmea (olhos dicópticos, separados).

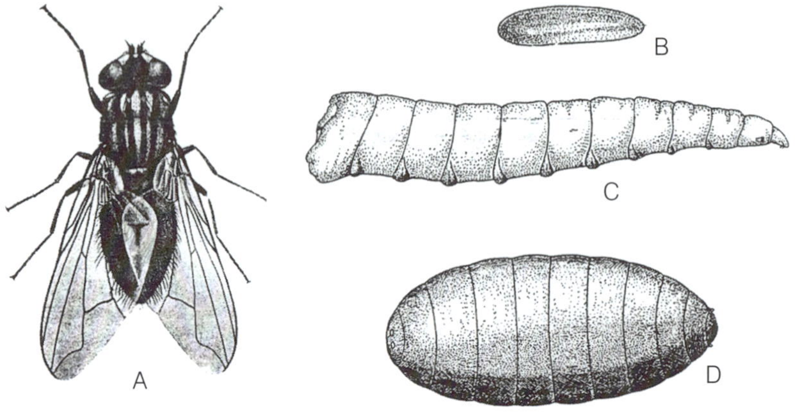

Fig. 4.19 – *Musca domestica*, principal mosca sinantrópica (circula em ambiente silvestre, rural e urbano), grande veiculadora de patógenos, pois voa cerca de 8 km ao dia e vive cerca de 30 dias. A – Mosca adulta, medindo cerca de 7 mm de comprimento; B – ovo isolado, colocado em lixo e esterco; C – larva de 3º estádio; D – pupa.

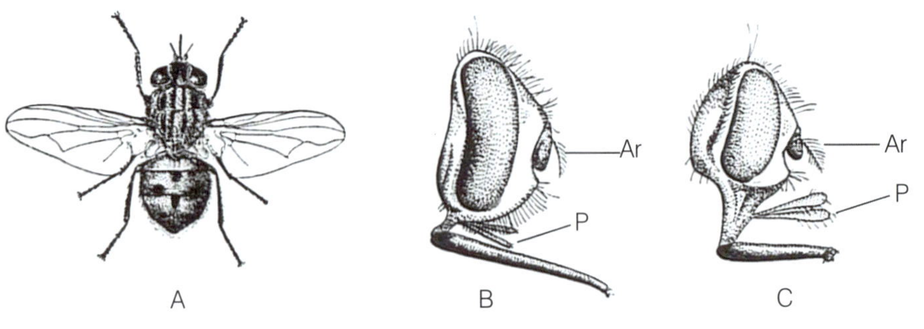

Fig. 4.20 – *Stomoxys calcitrans* (mosca dos estábulos). A – Mosca adulta, medindo cerca de 7 mm de comprimento e semelhante à *Musca domestica*, porém com aparelho bucal picador; B – *S. calcitrans*: notar palpo (P) pequeno; C – *Haematobia irritans* (mosca dos chifres), é pouco menor que a anterior, medindo cerca 5 mm de comprimento; notar palpos (P) longos e nítidos. A *S. calcitrans* pica avidamente bovinos, eqüinos e cães, podendo eventualmente picar humanos; sua picada é muito dolorida; Ar = arista (simples em *Stomoxys* e dupla em *Haematobia*).

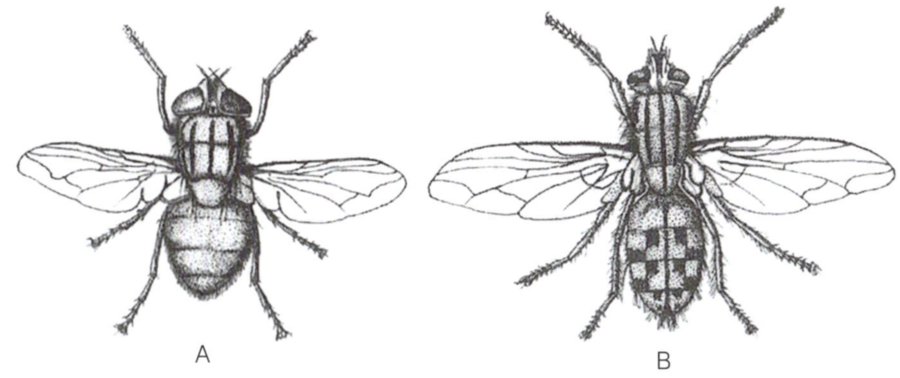

Fig. 4.21 – Moscas causadoras de miíases. A – *Cochliomyia hominivorax*: (mosca varejeira), mosca mais robusta que a Musca domestica, de cor verde azulada, com três faixas negras longitudinais no tórax, medindo cerca de 8 mm de comprimento; B – Sarcophagidae: usualmente moscas robustas, de cor cinza, com três faixas negras longitudinais no tórax e abdome axadrezado, com tamanho variando de 3 até 12 mm de comprimento.

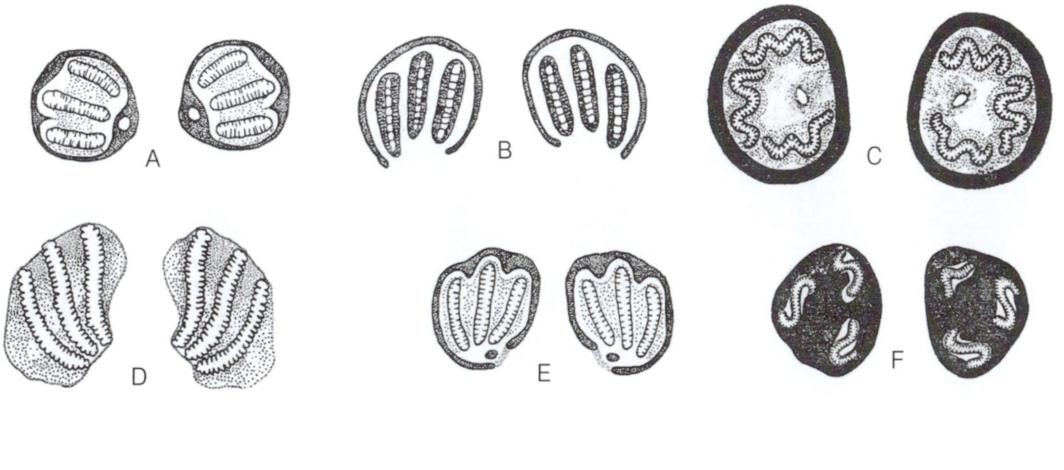

Fig. 4.22 – Placas estigmáticas, cada uma com três "estigmas respiratórios" de larvas de 3º estádio de algumas moscas. A – *Lucilia* sp.; B – Sarcophagidae; C – *Musca domestica*; D – *Dermatobia hominis*; E – *Cochliomyia hominivorax*; F – *Stomoxys calcitrans*.

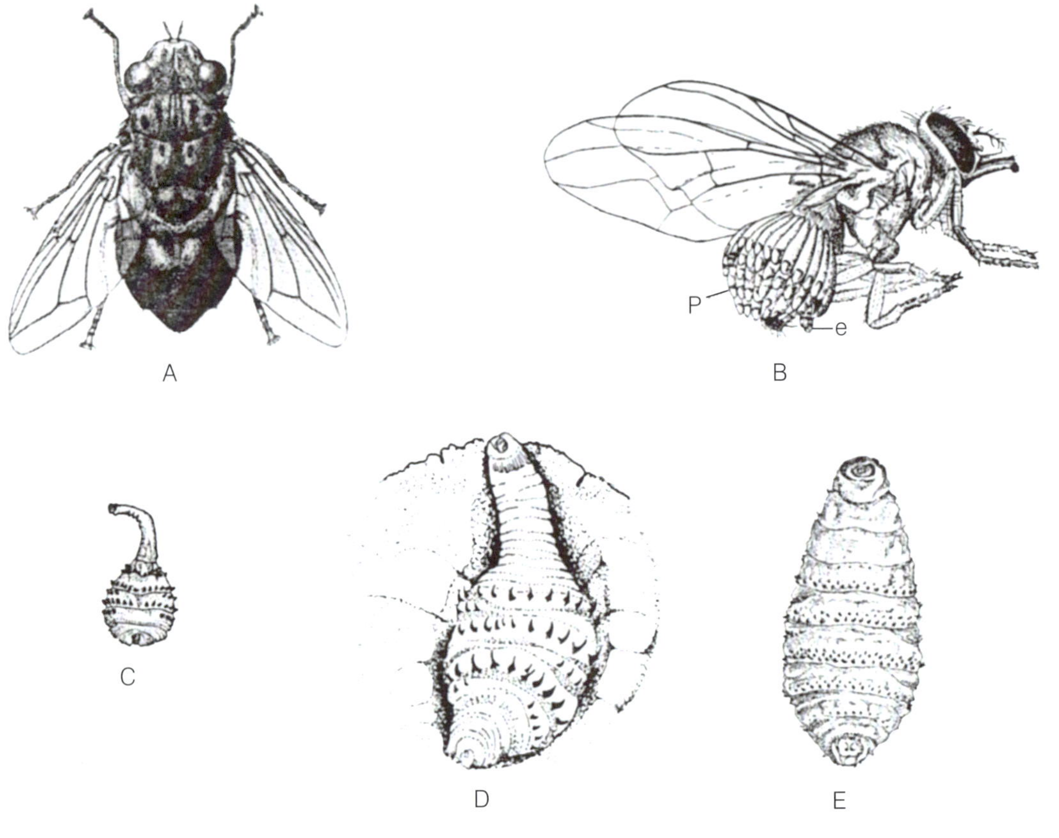

Fig. 4.23 – *Dermatobia hominis* (mosca berneira). A – Mosca adulta, robusta (mede 1,2 cm de comprimento), apresentando o abdome azul metálico, o tórax e cabeça amarronzados, asas fumê; B – mosca hematófaga veiculando ovos de D. hominis aderidos em seu abdome; P = ovo fechado; e = larga exteriorizando-se; C – berne novo (uma semana), medindo cerca de 2 mm de comprimento; D – berne maduro, medindo cerca de 1,5 cm de comprimento, apresentando os estigmas respiratórios na superfície da pele e o aparelho bucal mergulhado nos tecidos; E – pupa recém-formada, no chão.

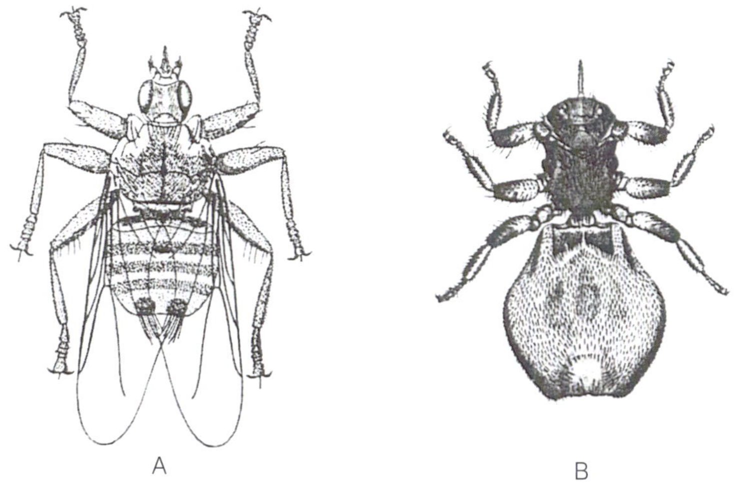

Fig. 4.24 – Família Hippoboscidae, moscas hematófagas ectoparasitas de aves e mamíferos. A – *Pseudolynchia canariensis* (ou mosca dos pombos, que raramente pode picar humanos); mede cerca de 6 mm de comprimento e apresenta asas grandes; B – *Melophagus ovinus*, mosca sem asas, que vive na pelagem de carneiros; mede cerca de 4 mm de comprimento.

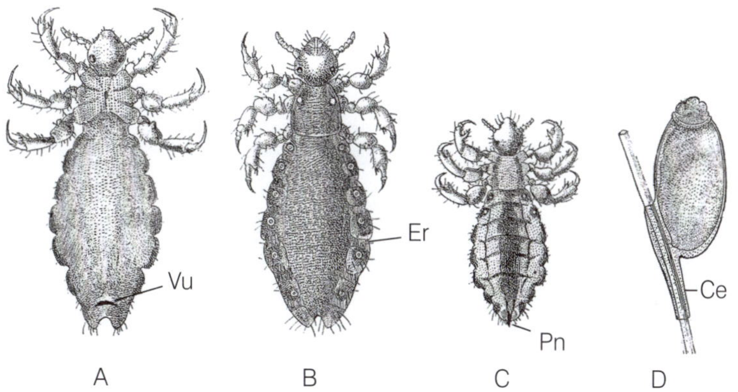

Fig. 4.25 – *Pediculus capitis* (piolho da cabeça). A – Fêmea, vista ventral; Vu = vulva; B – fêmea, vista dorsal; Er = espiráculos respiratórios; C – macho; D – ovo ou lêndea, aderido a um fio de cabelo pelo cemento (Ce); a fêmea mede cerca de 3 mm e o macho, cerca de 2 mm; a lêndea é branca e mede cerca 0,8 mm de comprimento.

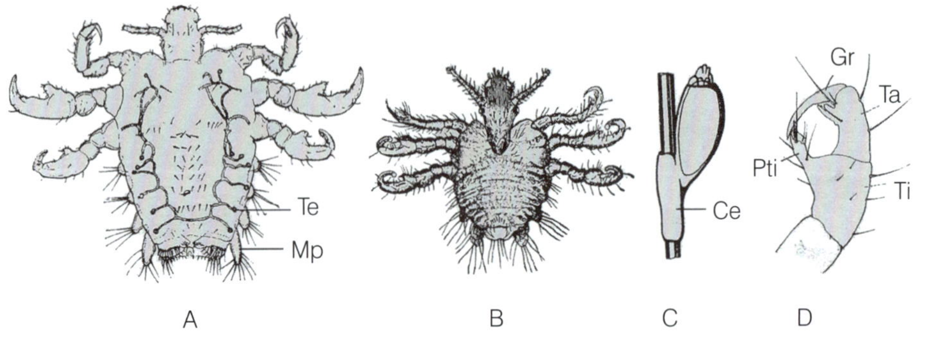

Fig. 4.26 – *Pthirus pubis* (chato). A – Fêmea, vendo-se os metapódios (Mp) e os estigmas respiratórios (Te); B – larva; C – lêndea presa pelo cemento (Ce) a um pelo pubiano; D – pata anterior, mostrando: tíbia (Ti); tarso (Ta); garra (Gr); processo tibial (Pti).

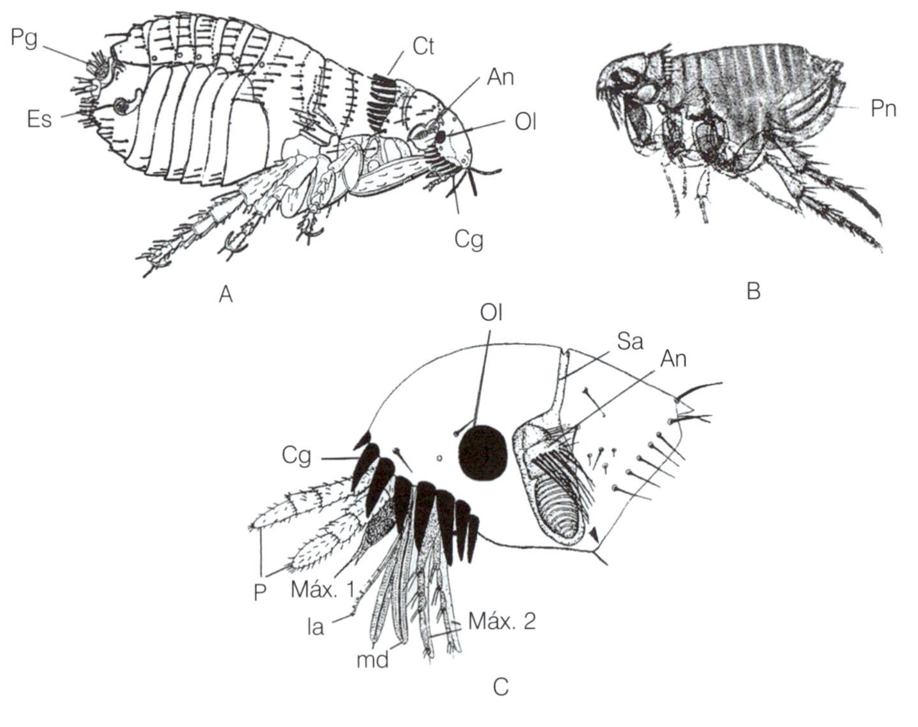

Fig. 4.27 – *Ctenocephalides* sp. (pulgas de cães e gatos, que também podem picar humanos). A – Fêmea: Es = espermateca; Pg = pigídio; Ct = ctenídeo pronotal; An = antena; Ol = olho; Ct = ctenídeo genal; B – macho: Pn = pênis ou edeago; C – detalhe da cabeça: Cg = ctenídeo genal; P = palpos maxilares; Máx 1 = maxilas; La = epifaringe; Md = lacínias; Máx 2 = palpos labiais; An = antena; Sa = sulco antenal (prolongamento da fosseta antenal, onde se aloja a antena em repouso); Ol = olho. As pulgas medem cerca de 2 mm de comprimento; os machos usualmente são um pouco menores.

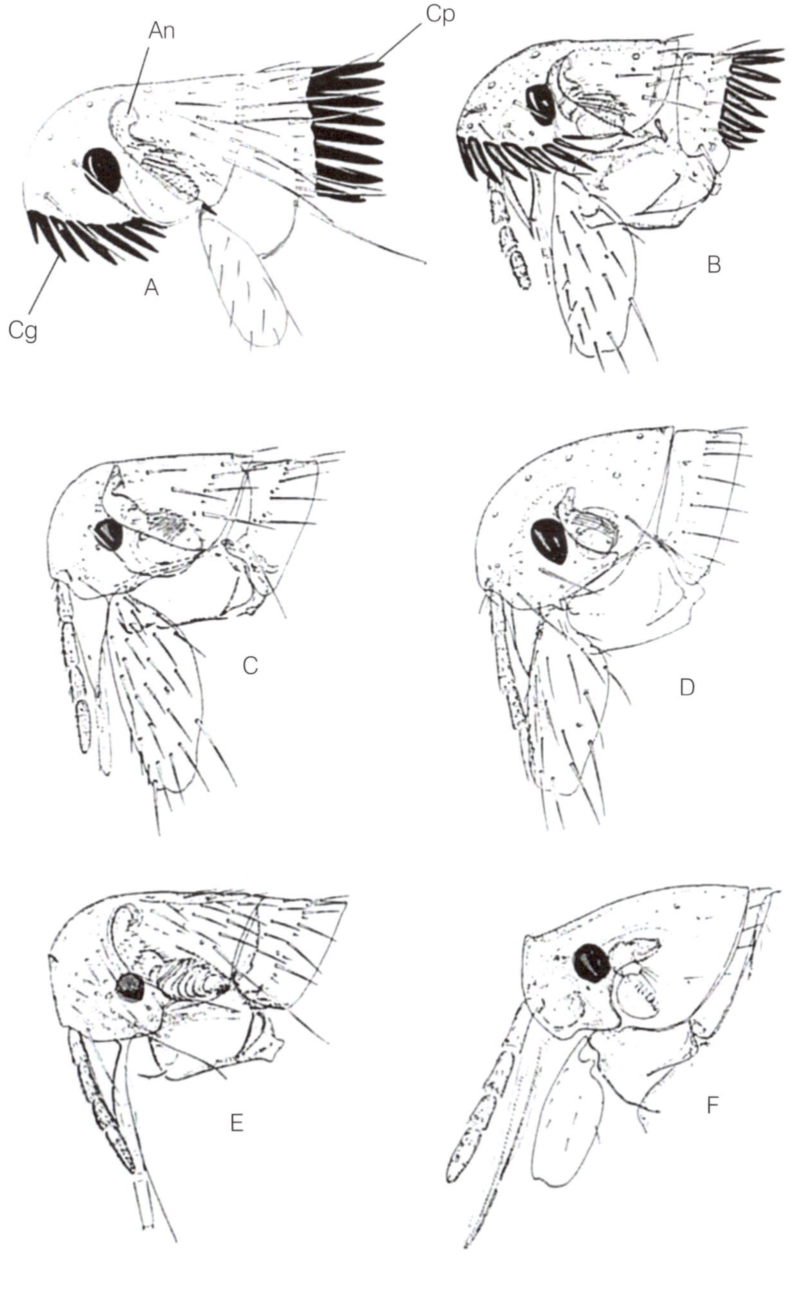

Fig. 4.28 – Cabeças de diversas espécies de pulgas. A – *Ctenocephalides canis*: Cg = ctenídeo genal; An = antena; Cp = ctenídeo pronotal; B – *Ctenocephalides felis*; C – *Xenopsylla cheopis* (pulga do rato, principal transmissora da *Yersinia pestis*, agente da peste bubônica; notar duas séries de cerdas no occipício – parte posterior da cabeça – cujas bases formam um V); D – *Pulex irritans* (pulga dos humanos, notar que na base do occipício só existe uma cerda) E. *Polygenis* sp. (pulga de roedores silvestres); F. *Tunga penetrans* (bicho-de-pé).

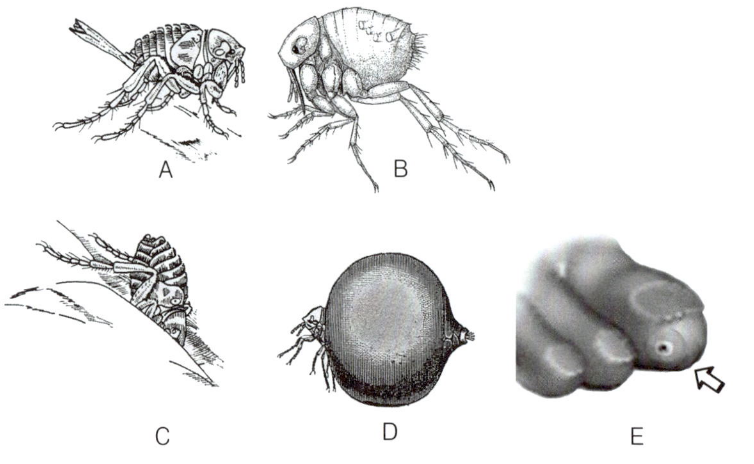

Fig. 4.29 – *Tunga penetrans* (bicho-de-pé): A – macho; B – fêmea livre no solo; C – fêmea iniciando a penetração na pele; D – fêmea grávida, retirada inteira; E – aspecto de uma fêmea em um dedo, notando-se o ovipositor (ponto escuro – seta).

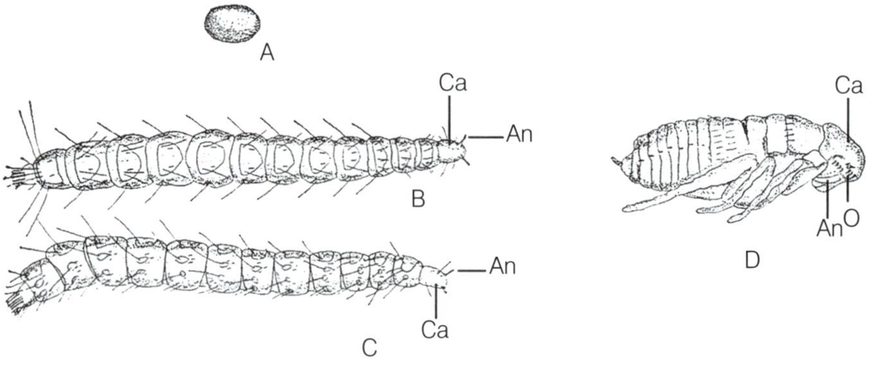

Fig. 4.30 – Formas imaturas de uma pulga (*Xenopsylla cheopis*). A – Ovo (branco, medindo cerca de 0,5 mm de comprimento; B – larva de 3º estádio, vista dorsal (mede cerca de 1 mm de comprimento); C – larva vista lateral; Ca = cabeça; An = antena; D – pupa, fora do casulo de seda e detritos; Ca = cabeça; O = olho; An = antena.

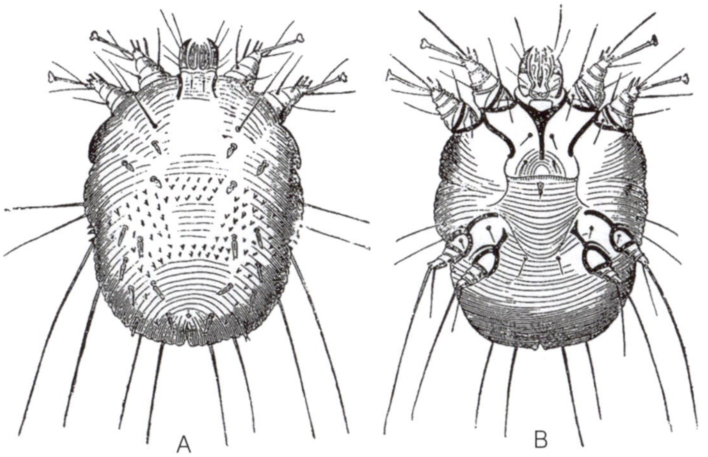

Fig. 4.31 – Ordem Acari, família Sarcoptidae: *Sarcoptes scabiei*, agente da sarna sarcóptica ou sarna escabiosa. É um artrópode arredondado, medindo cerca de 400 micrômetros de comprimento por 300 micrômetros de largura, apresentando quatro pares de pernas curtas, sem garras. A – Fêmea, face dorsal; B – fêmea, face ventral.

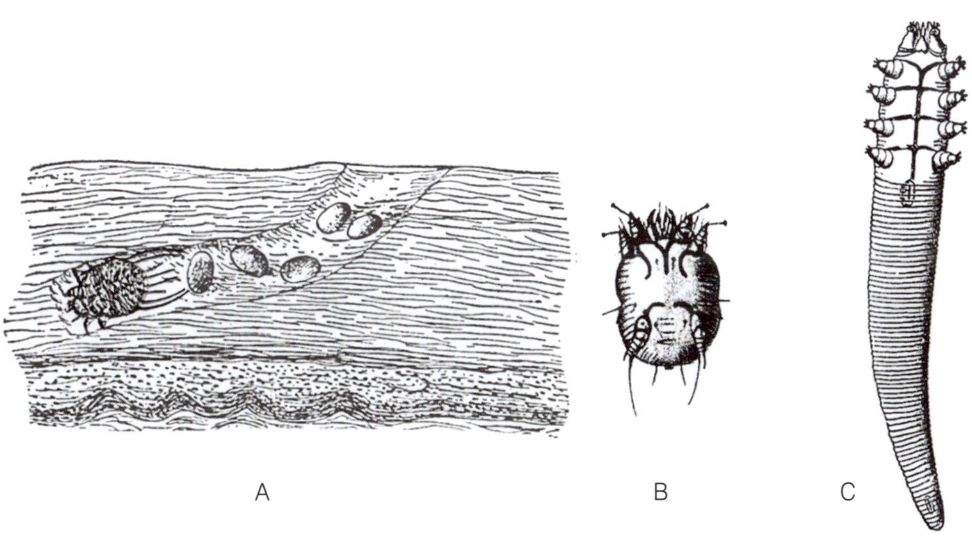

Fig. 4.32 – A – Fêmea grávida de *Sarcoptes scabiei* dentro de um túnel ou galeria na epiderme humana, vendo-se alguns ovos; B – larva recém-eclodida, hexápoda, na superfície da pele; C – *Demodex folliculorum*, agente do "cravo" humano.

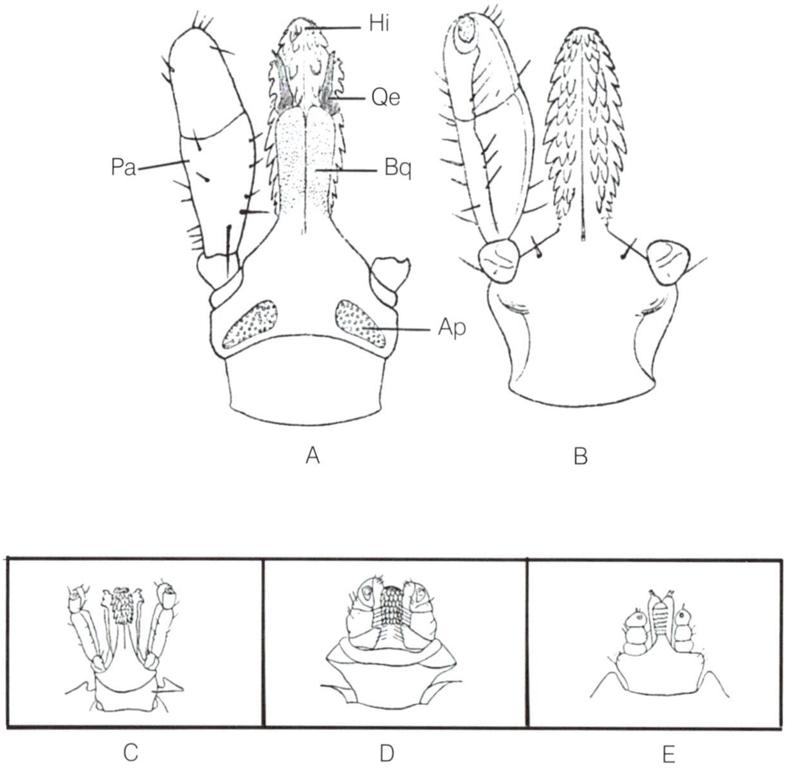

Fig. 4.33 – Ordem Acari, família Ixodidae (carrapato verdadeiro, com escudo): detalhes do capítulo ou cabeça de uma fêmea. A – Face dorsal; B – face ventral; Pa = palpos; Hi = hipóstomo; Qe = quelícera; Bq = bainha da quelícera; Ap = área porosa (órgão sensorial). A quelícera e o hipóstomo formam o rostro, que é introduzido na pele do hospedeiro durante a hematofagia. C – capítulo de *Amblyomma*; D – capítulo de *Rhipicephalus*; E. capítulo de *Boophilus* (atualmente o carrapato dos bovinos é denominado *Rhipicephalus (Boophilus) microplus*).

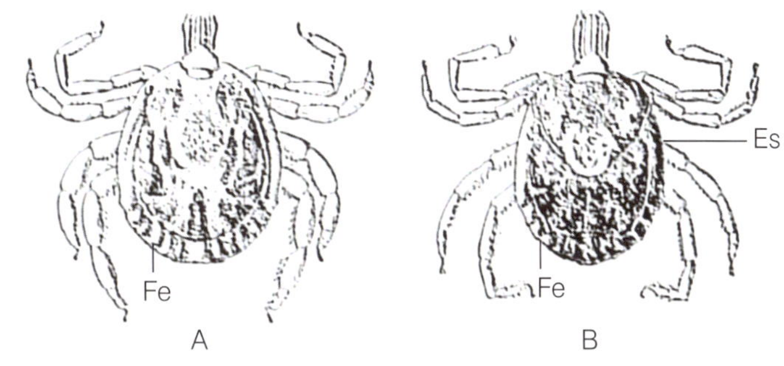

Fig. 4.34 – Casal de *Amblyomma cajennense*, carrapato estrela ou carrapato roduleiro, cujas larvas hexápodas ou micuins podem atacar vários animais e humanos. A – Macho, face dorsal, com escudo grande; B – fêmea, face dorsal, com escudo reduzido; Fe = festões. O macho adulto mede cerca de 2 mm de comprimento e a fêmea adulta (teleógina) mede cerca de 1 cm de comprimento.

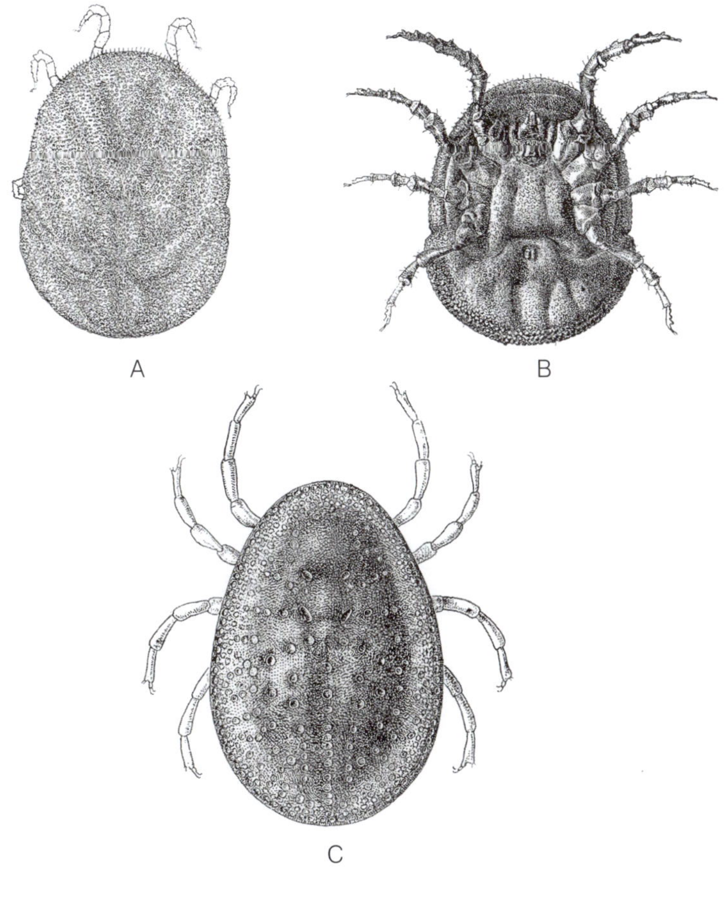

Fig. 4.35 – Ordem Acari, família Argasidae (carrapato mole, sem escudo). A – *Ornithodorus rostratus* ou carrapato do chão, face dorsal; notar ausência de escudo; B – face ventral. Esse carrapato mede cerca de 0,8 cm de comprimento, com a cor marrom; pode picar animais e humanos, e sua saliva provoca reações imunoinflamatórias de cura demorada. C – *Argas persicus*, ou carrapato de galinha, também sem escudo; mede cerca 0,8 cm de comprimento, com a cor cinza. Não picam os humanos.

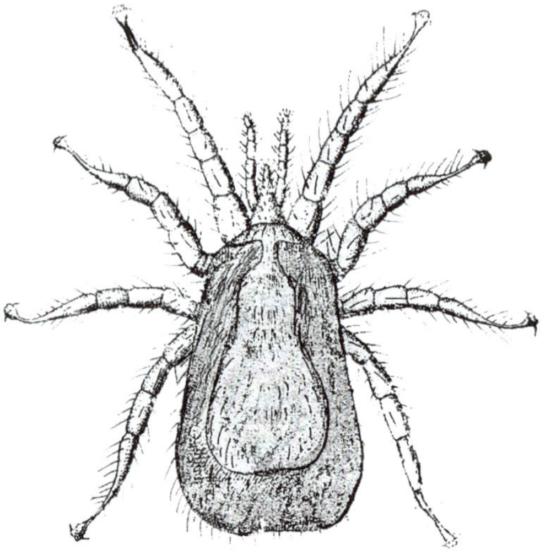

Fig. 4.36 – Ordem Acari, família Dermanyssidae, *Dermanyssus galinae* ou piolhinho de galinha. Apesar de ter o nome popular de "piolhinho", é um ácaro, com quatro pares de patas. É diminuto – mede cerca de 0,6 mm de comprimento – e ataca vorazmente aves e humanos, provocando um forte prurido, com reação alérgica.

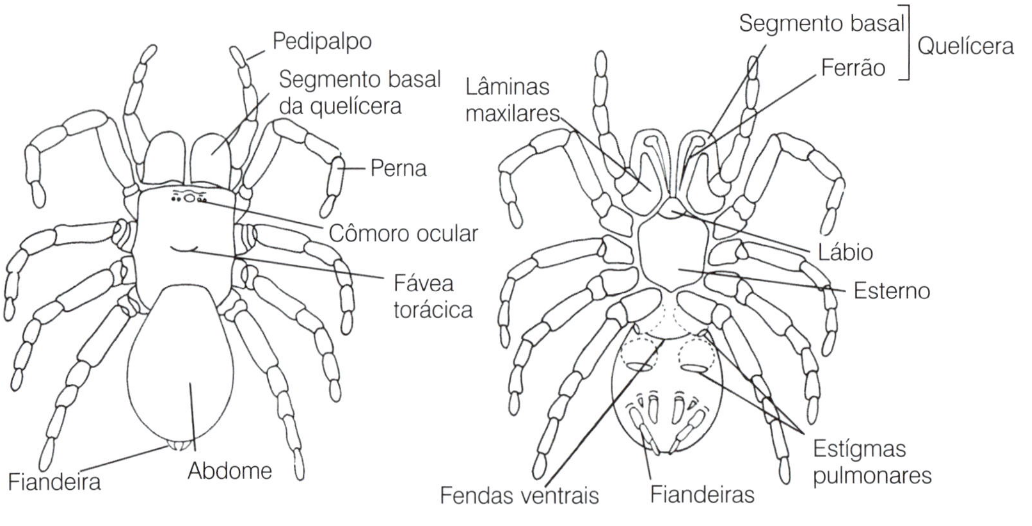

Fig. 4.37 – Ordem Araneida, morfologia externa de uma aranha não venenosa, subordem Mygalomorphae, com as quelíceras (erroneamente chamadas de "ferrão") do tipo ortognata, isto é, picam com um movimento de cima para baixo (Fig. 4.38).

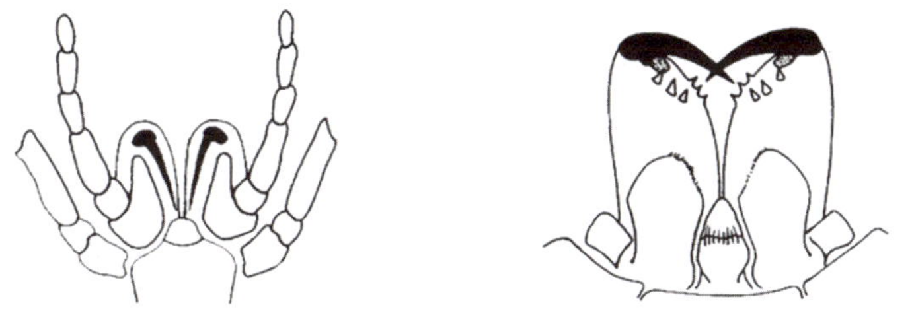

Fig. 4.38 – Diferença entre aranhas venenosas e não venenosas conforme a morfologia ou a posição das quelíceras (aparelho bucal inoculador do veneno). A – Ortognata (orthognatha) = subordem Mygalomorphae: não venenosas (picam de cima para baixo); B – labidognata (labdognatha) = subordem Araneomorphae: venenosas (picam de fora para dentro, como o fechar de uma pinça).

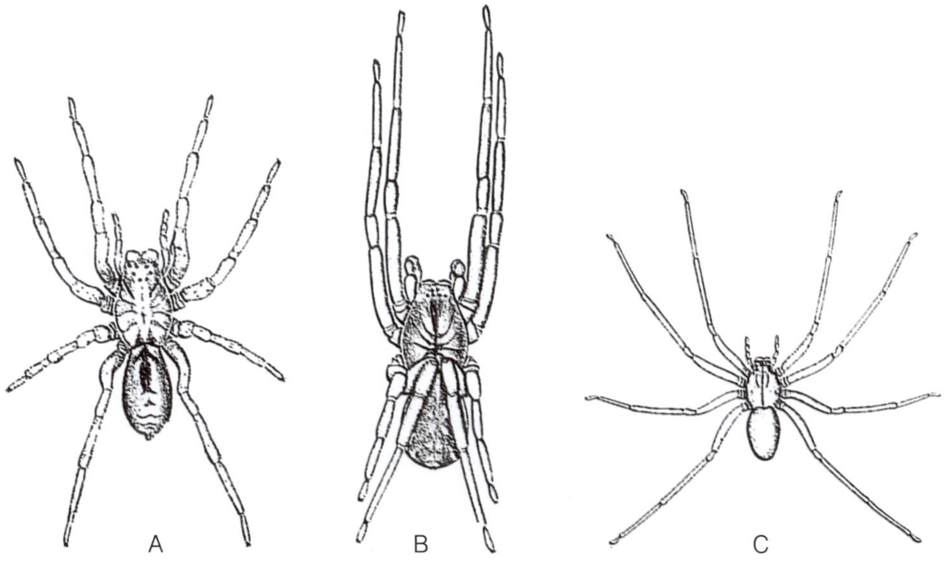

Fig. 4.39 – Três espécies de aranhas venenosas. A – *Lycosa*, "aranha de jardim ou de grama"; o corpo mede cerca de 3 cm de comprimento e até 5 cm de envergadura das patas. Notar a presença de oito olhos e, no abdome, um desenho negro em forma de ponta de flecha. Não é agressiva e o veneno proteolítico é de baixa toxicidade; B – *Phoneutria nigriventer*, "aranha armadeira"; o corpo mede 5 cm e a envergadura das patas alcança 15 cm; possui oito olhos distribuídos em três fileiras: 2-4-2; tem hábitos noturnos e é agressiva; o veneno é neurotóxico, causando imensa dor; C – *Loxosceles* "aranha marrom"; o corpo mede 1 cm, com 5 cm de envergadura das patas; apresenta seis olhos em três fileiras: 2-2-2; tem hábitos noturnos e não é agressiva; o veneno é proteolítico e hemolítico, com ação lenta e progressiva. A *Latrodectus*, "viúva negra", é uma aranha pequena, corpo com 1 cm e envergadura das patas com 2 cm; o veneno é neurotóxico, responsável por dores fortíssimas no local da picada e mialgia; são raros os acidentes com essa espécie.

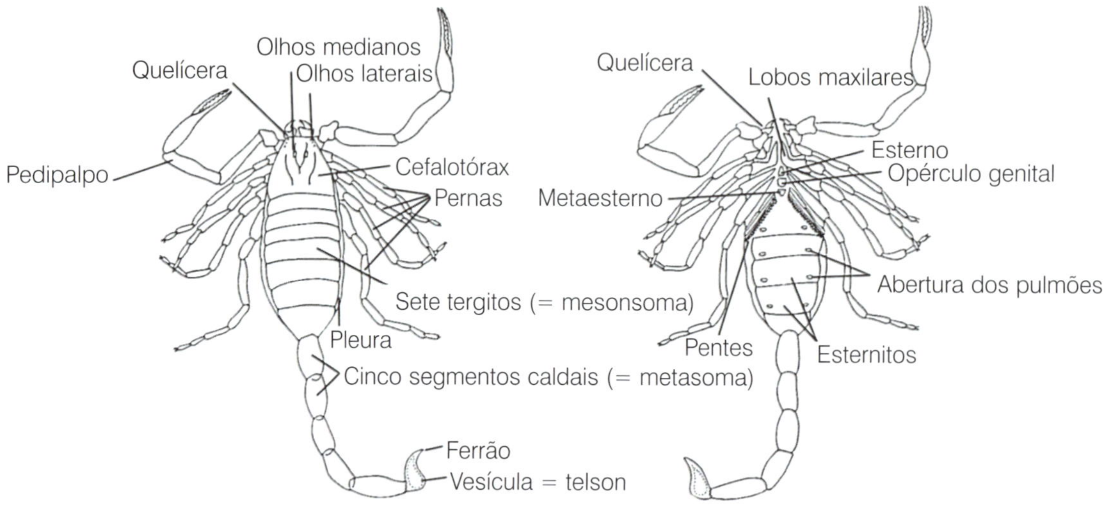

Fig. 4.40 – Ordem Scorpiones, morfologia externa de um escorpião. A espécie mais venenosa para humanos é o *Tityus serrulatus*, ou escorpião amarelo, com veneno neurotóxico e cardiotóxico; ocorre na Bahia, em Espírito Santo, no Rio de Janeiro, em São Paulo, Minas Geras e Goiás. A 2ª espécie é o *T. bahiensis*, ou escorpião preto, com veneno neurotóxico; ocorre da Bahia até o Sul, especialmente em São Paulo. Um escorpião adulto mede cerca de 7 cm de comprimento.

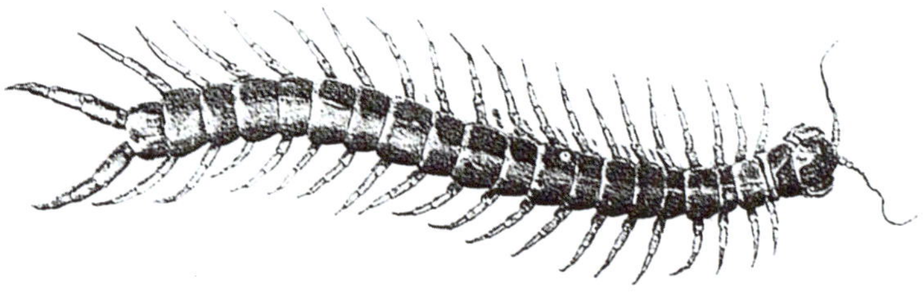

Fig. 4.41 – Ordem Chilopoda (um par de patas por segmento): *Scolopendra*, centopeia ou lacraia. Pode atingir mais de 15 cm de comprimento, tem cor avermelhada ou amarronzada; usualmente é inofensiva; porém, se molestada, pode picar humanos, causando apenas dor no local.

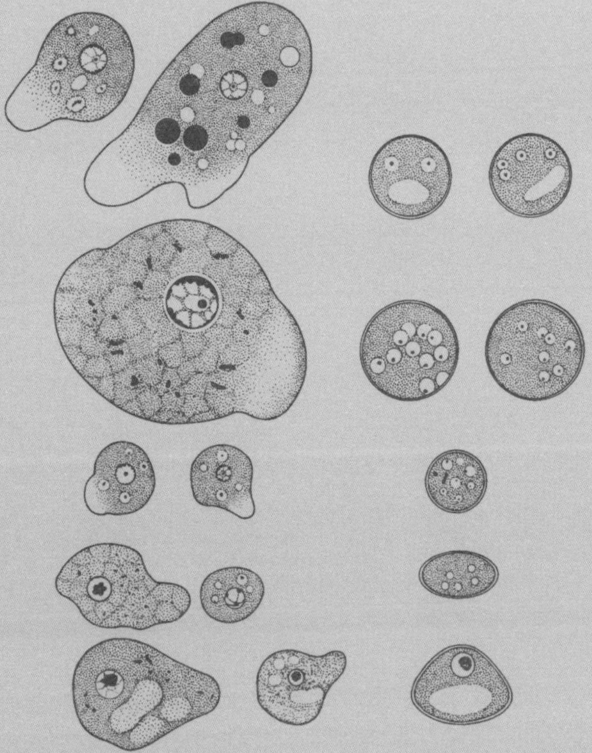

Fotos

5

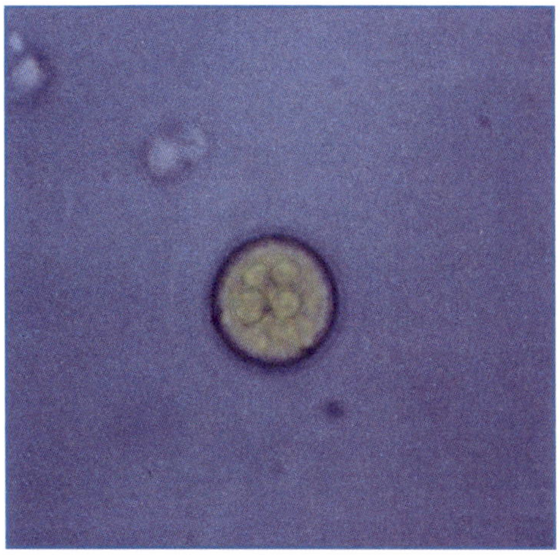

Fig. 5.1 – Cisto tetranucleado de *Entamoeba histolytica*, corado pelo lugol (aumento 400 ×).
Comparar com a Fig. 2.1.

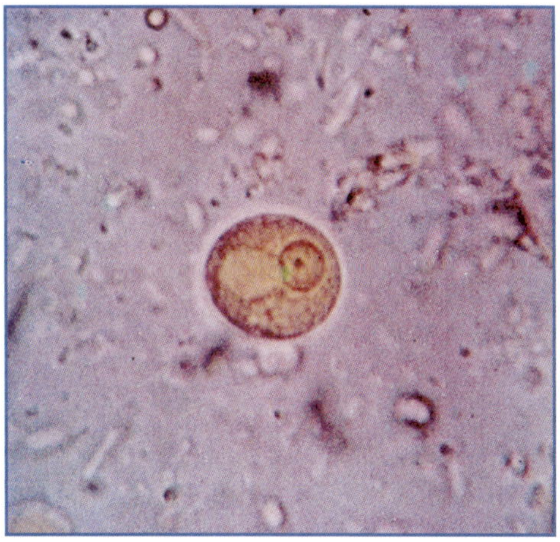

Fig. 5.2 – Cisto uninucleado de *Entamoeba histolytica*, corado pelo lugol, com presença de vacúolo (aumento 400 ×).
Comparar com as Fig. 2.1 e Fig. 2.4.

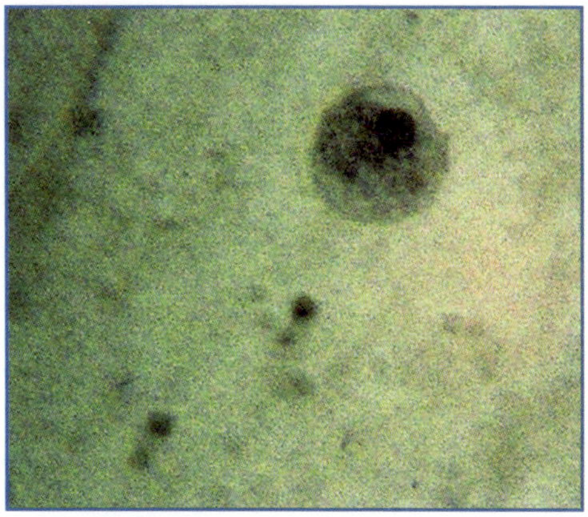

Fig. 5.3 – Trofozoíto de *Entamoeba histolytica*, corado pela hematoxilina férrica (aumento de 1000 ×).
Comparar com a Fig 2.1.

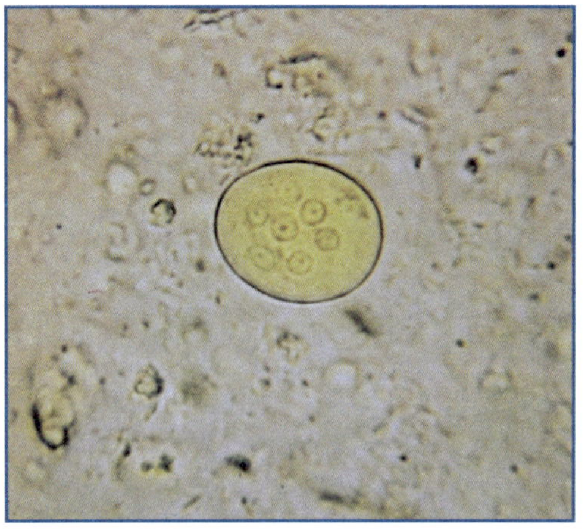

Fig. 5.4 – Cisto octonucleado de *Entamoeba coli*, corado pelo lugol (aumento 400 ×). Comparar com as Fig. 2.3 e Fig 2.4.

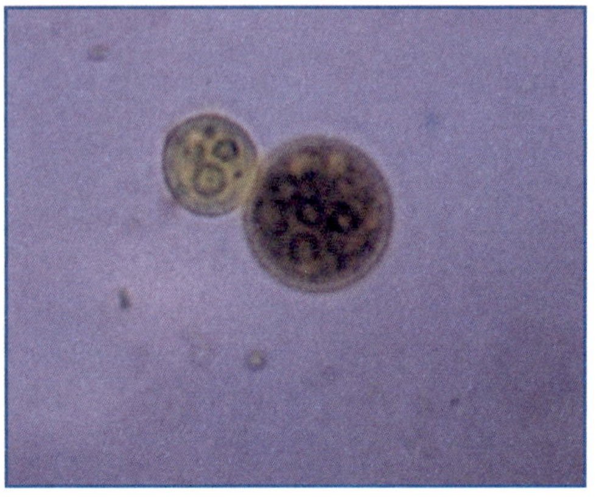

Fig. 5.5 – Cistos de *Entamoeba histolytica* e *E. coli*, corados pelo lugol (aumento 400 ×). Comparar com a Fig. 2.4.

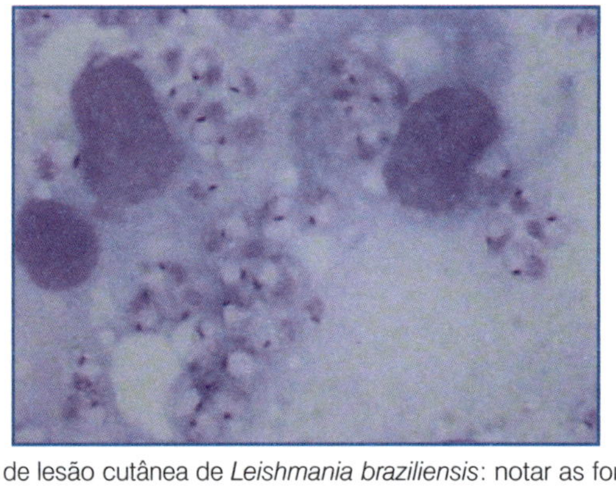

Fig. 5.6 – Esfregaço por aposição de lesão cutânea de *Leishmania braziliensis*: notar as formas amastigotas e os núcleos de macrófagos; esfregaço corado pelo Giemsa (aumento 1000 ×). Comparar com a Fig 2.12.

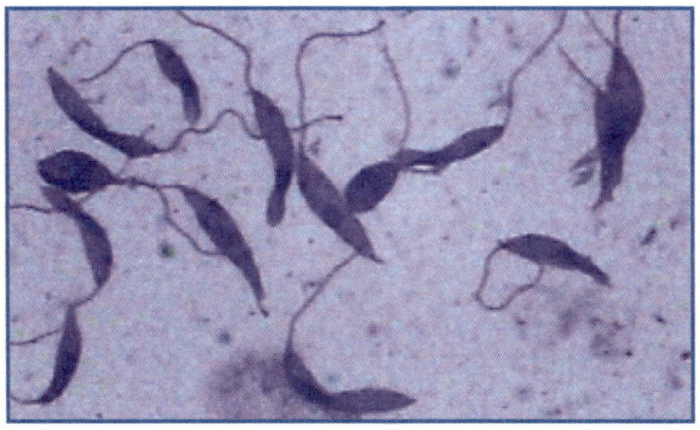

Fig. 5.7 – Esfregaço de cultura de *Leishmania* sp: formas promastigotas; esfregaço corado pelo Giemsa (aumento 1000 ×). Comparar com a Fig. 2.12.

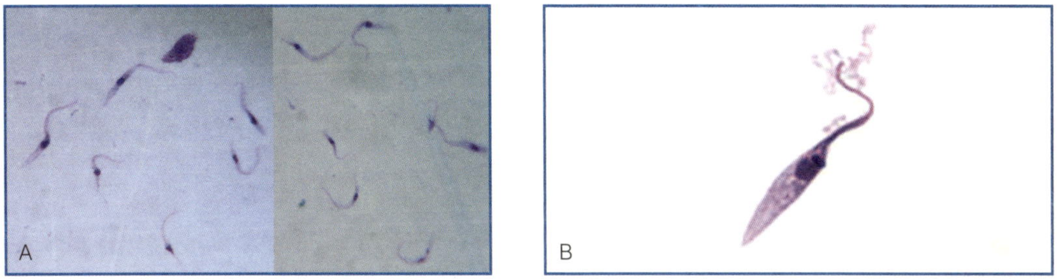

Fig. 5.8 – A) Esfregaço de cultura de *Tripanosoma cruzi*: formas epimastígota e tripomastigota metacíclico; esfregaço corado pelo Giemsa (aumento 1000 ×). Comparar com a Fig. 2.14. B) Esfregaços de cultura de *Trypanosoma cruzi*, corados pelo Giemsa, com formas epimastigotas e tripomastigotas metacíclicos (aumento 1000 X). Comparar com a Fig. 2.14. (Imagem da direita segundo De Carli, G. & Tasca, T. Editora Atheneu, 2014.)

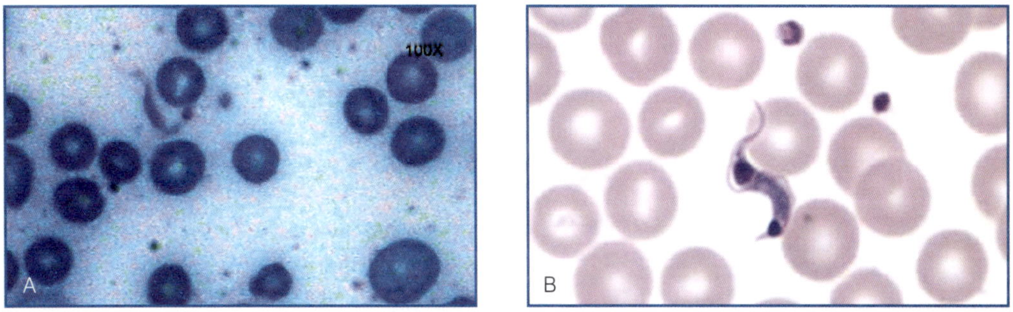

Fig. 5.9 – A) Esfregaço sanguíneo com *Trypanosoma cruzi*: forma tripomastígota; esfregaço corado pelo Giemsa (aumento 1000X). Comparar com Fig. 2.14. B) Esfregaços sanguíneos com *Trypanosoma cruzi*, corados pelo Giemsa, com formas tripomastígota (aumento 1000 X). Comparar com Fig 2.14. (Imagem da direita segundo De Carli, G. & Tasca, T. Editora Atheneu, 2014.)

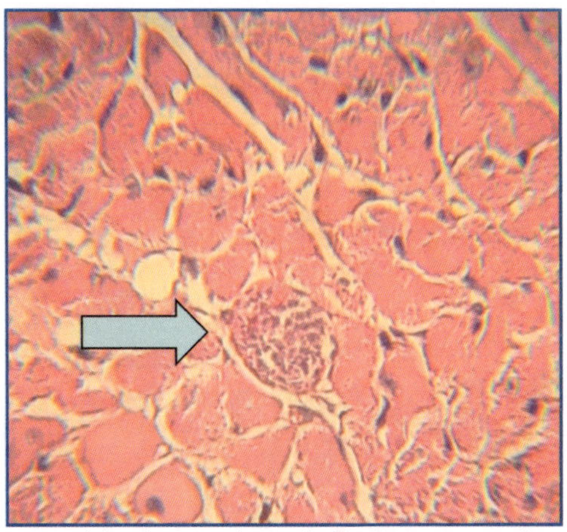

Fig. 5.10 – Corte de tecido cardíaco com ninho de amastigota de *Trypanosoma cruzi*; corte corado pela hematoxilina-eosina (aumento 400 ×). Comparar com a Fig. 2.13.

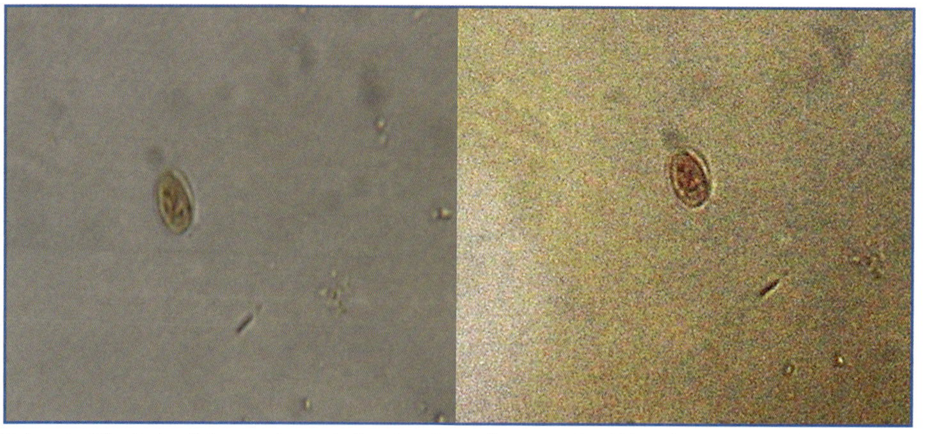

Fig. 5.11 – Cistos de *Giardia lamblia*, corados pelo lugol; notar a diferença da nitidez das estruturas internas de cada cisto (o mais nítido está bem conservado e o outro já entrou em deterioração; aumento 400 ×). Comparar com a Fig. 2.15.

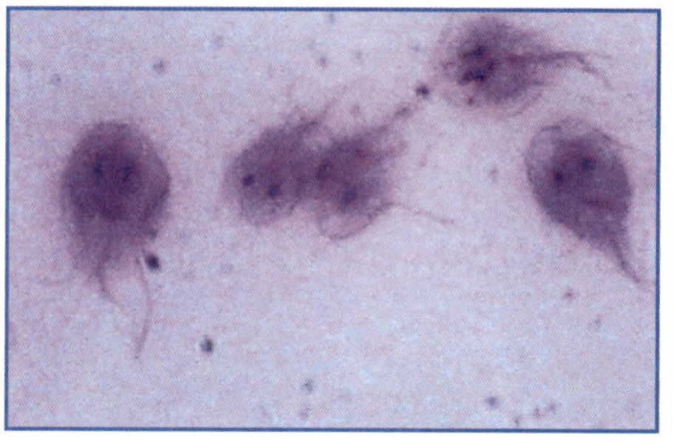

Fig. 5.12 – Esfregaço de cultura de *Giardia lamblia*: formas trofozoítos, corados pelo Giemsa (aumento 400 ×). Comparar com a Fig.2.15.

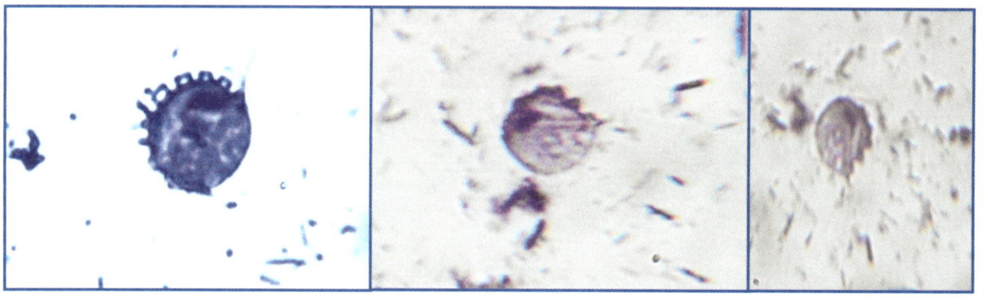

Fig. 5.13 – Esfregaço de cultura de *Trichomonas* sp: formas trofozoítos, corados pelo Giemsa (aumento 400 ×). Comparar a com Fig. 2.17.

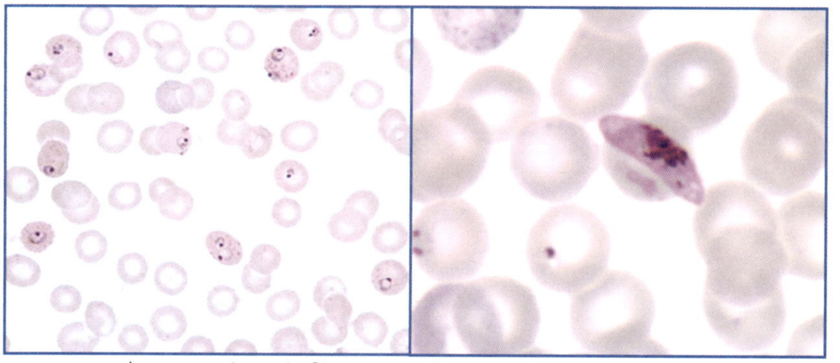

Fig. 5.14 – Esfregaços sanguíneos, corados pelo Giemsa, com formas do *Plasmodium falciparum*: à esquerda trofozoítos jovens e à direita, gametócito. Comparar com a Fig. 2.19. (Imagens segundo De Carli, G. & Tasca, T. Editora Atheneu, 2014.)

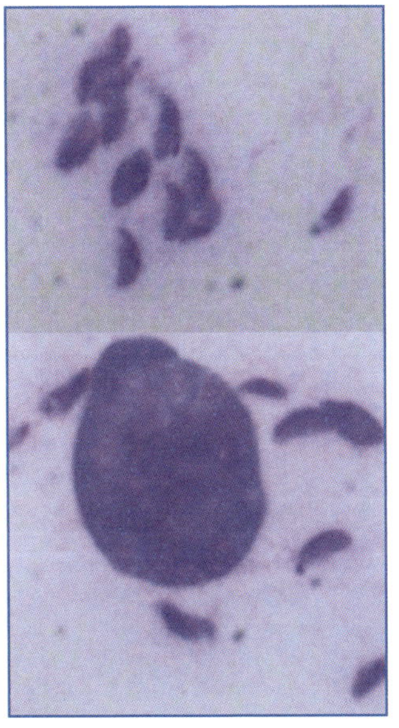

Fig. 5.15 – Esfregaço de líquido peritoneal de camundongo com taquizoítos de *Toxoplasma gondii*; notar um macrófago na figura de baixo; esfregaço corado pelo Giemsa (aumento 1000 ×). Comparar com as Figs. 2.24 e 2.25.

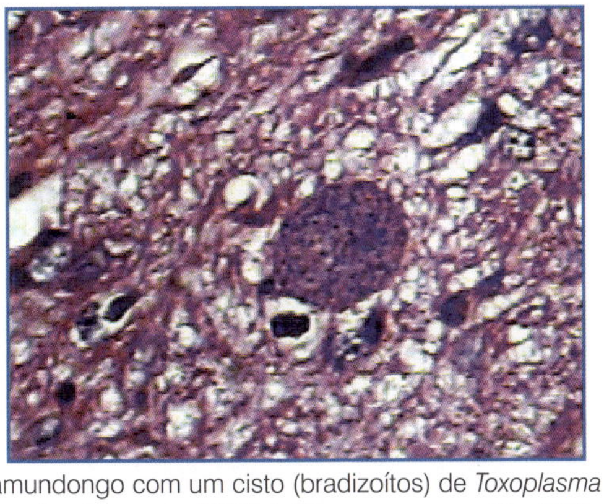

Fig. 5.16 – Corte de cérebro de camundongo com um cisto (bradizoítos) de *Toxoplasma gondii*, corado pela hematoxilina-eosina (aumento 1000 ×). Comparar com a Fig. 2.24.

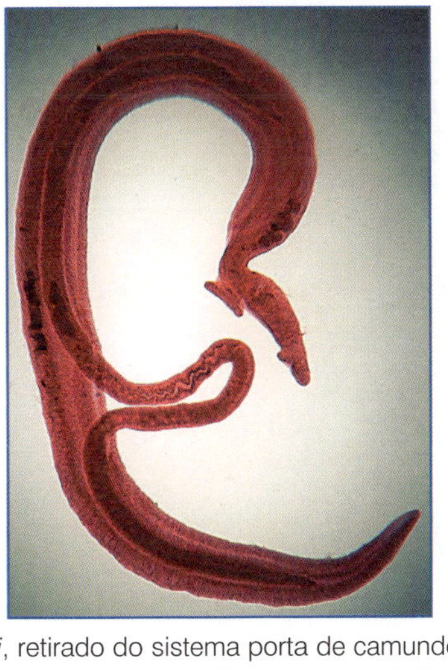

Fig. 5.17 – Casal de *Schistosoma mansoni*, retirado do sistema porta de camundongo: notar a fêmea mergulhada no canal ginecóforo do macho, corados pelo carmim acético (aumento 100 ×). Comparar com a Fig. 3.5.

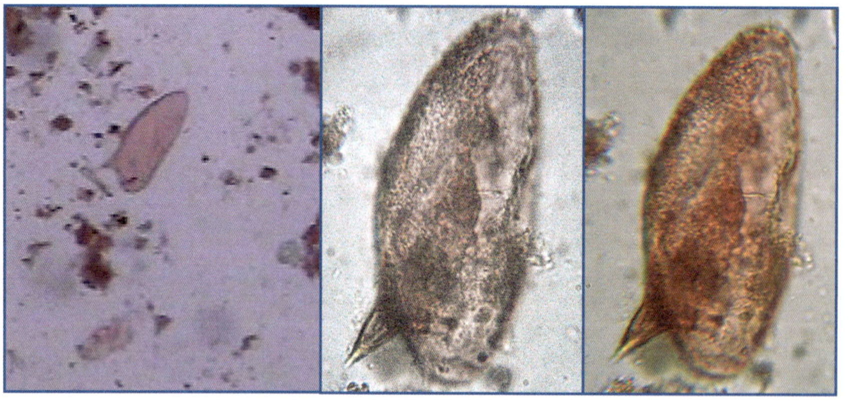

Fig. 5.18 – Ovos de *Schistosoma mansoni*, corados pelo lugol (aumento 100 ×). Comparar com a Fig. 3.6.

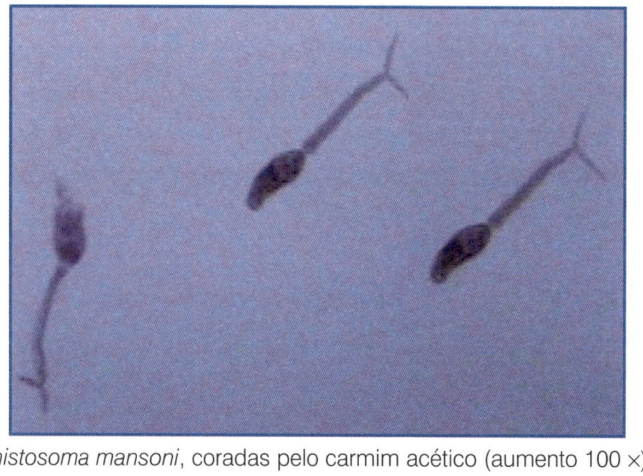

Fig. 5.19 – Cercárias de *Schistosoma mansoni*, coradas pelo carmim acético (aumento 100 ×). Comparar com a Fig. 3.7.

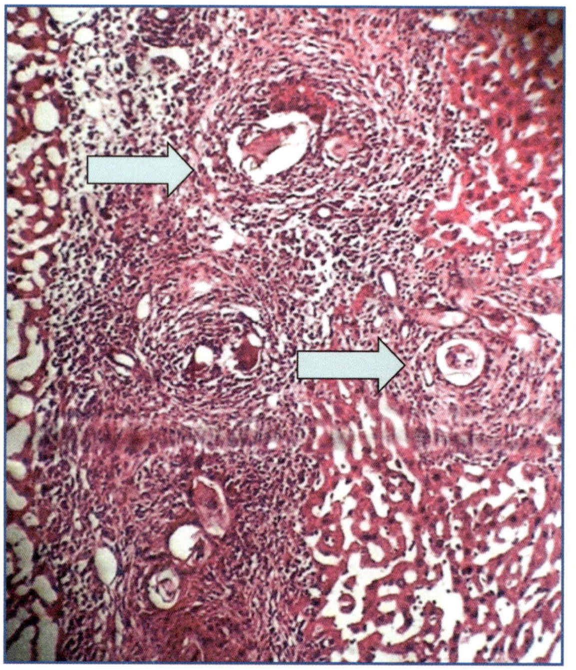

Fig. 5.20 – Corte de fígado de camundongos mostrando granulomas hepáticos provocados pelo ovo do *Schistosoma mansoni*, corados pela hematoxilina-eosina (aumento 400 ×). Notar restos de ovos envoltos por tecido imunoinflamatório. Comparar com a Fig. 3.8.

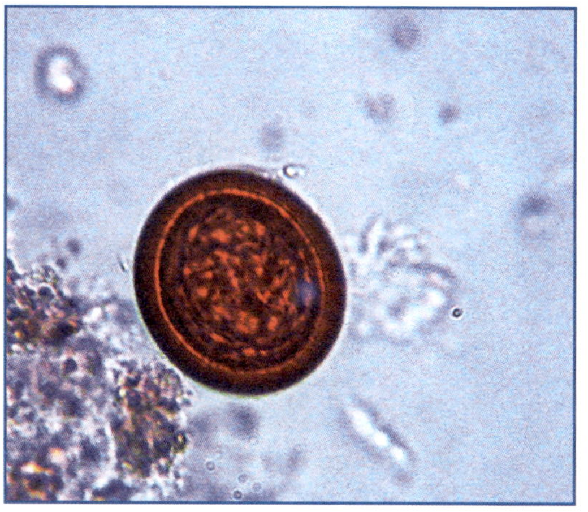

Fig. 5.21 – Ovo de *Taenia* sp, conservado pelo MIF e corado pelo lugol (aumento 400 ×). Comparar com a Fig. 3.12.

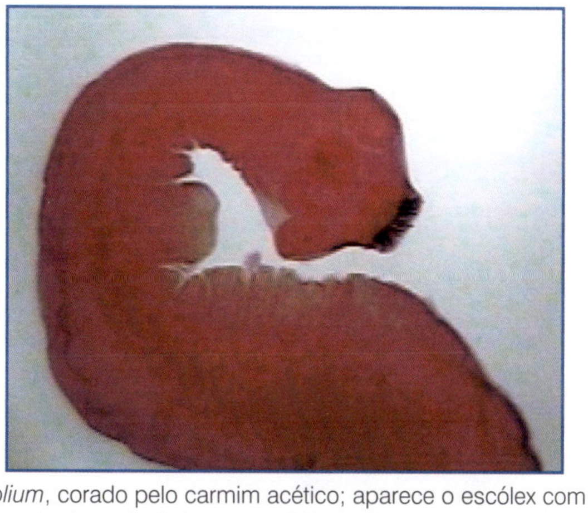

Fig. 5.22 – Cisticerco de *Taenia solium*, corado pelo carmim acético; aparece o escólex com as ventosas, o rostro armado, o colo e parte da vesícula (aumento 100 ×). Comparar com a Fig. 3.11.

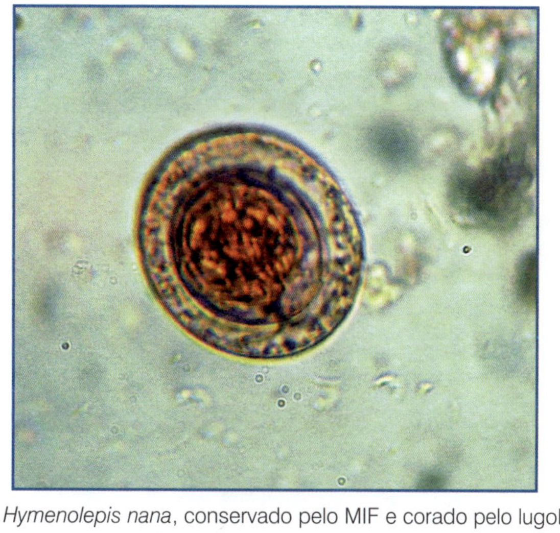

Fig. 5.23 – Ovo de *Hymenolepis nana*, conservado pelo MIF e corado pelo lugol (aumento 400 ×). Comparar com a Fig. 3.14.

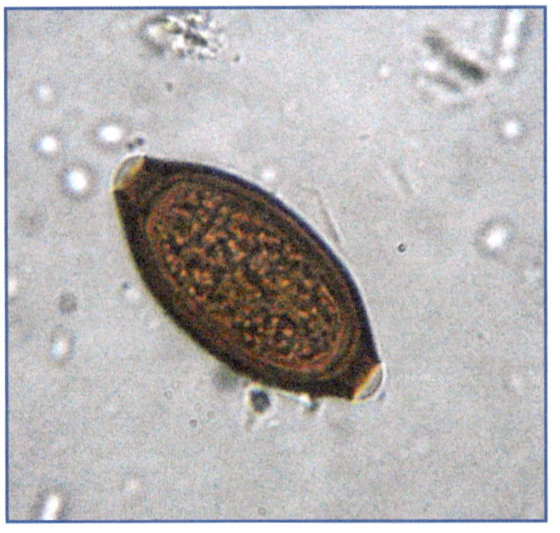

Fig. 5.24 – Ovo de *Trichuris trichiura*, conservado pelo MIF e corado pelo lugol (aumento 400 ×). Comparar com a Fig. 3.20.

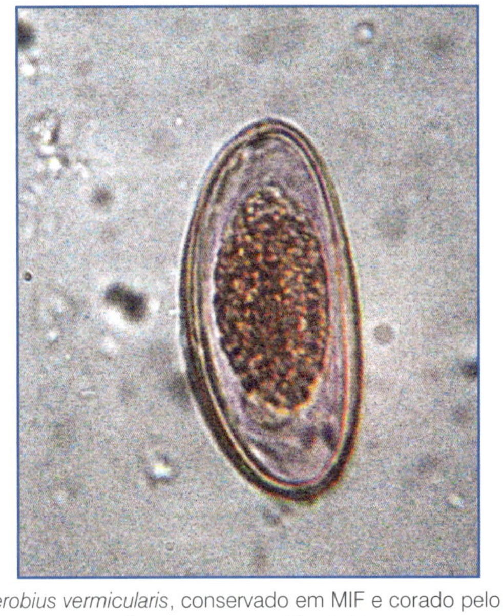

Fig. 5.25 – Ovo de *Enterobius vermicularis*, conservado em MIF e corado pelo lugol (aumento 400 ×). Comparar com a Fig. 3.24.

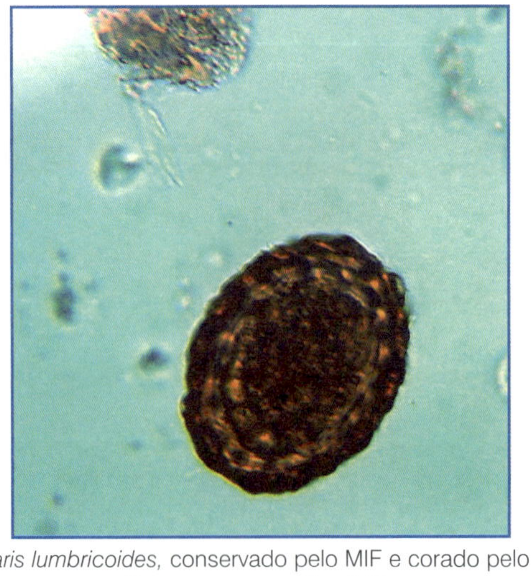

Fig. 5.26 – Ovo de *Ascaris lumbricoides*, conservado pelo MIF e corado pelo lugol (aumento 400 ×). Comparar com a Fig. 3.25.

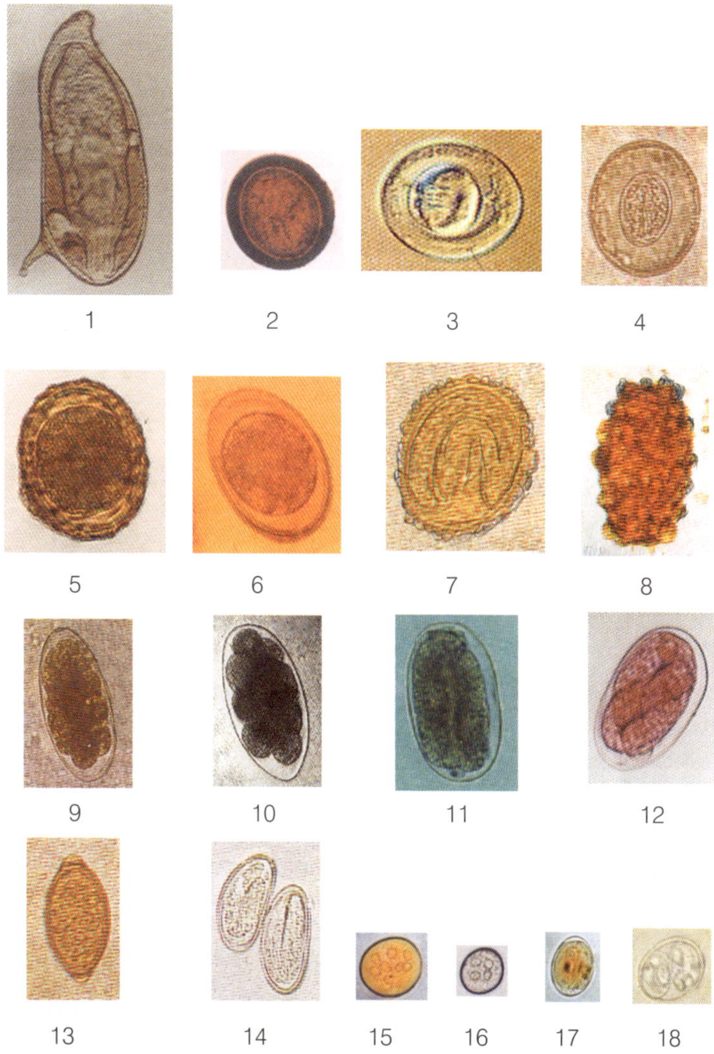

Fig. 5.27 – Fotos de ovos de helmintos e de cistos de protozoários mais frequentes nos exames de fezes humanas (comparar com a Fig. 3.28, na qual os desenhos estão nas medidas proporcionais). 1 – *Schistosoma mansoni;* 2 – *Taenia* sp.; 3 – *Hymenolepis nana*; 4 – *H. diminuta*; 5 – *Ascaris lumbricoides* normal; 6 – *A. lumbricoides* decorticado; 7 – *A. lumbricoides* larvado; 8 – *A. lumbricoides* infértil; 9 e 10 – Ancylostomidae com massa de células; 11 e 12 – Ancylostomidae larvados; 13 – *Trichuris trichiura*; 14 – *Enterobius vermicularis* (obtido pela técnica da fita gomada); 15 – cisto de *Entamoeba coli* (8 núcleos)*;* 16 – cisto de *E. histolytica* (4 núcleos); 17 – cisto de *Giardia lamblia;* 18 – oocisto de *Toxoplasma gondii* (fezes de felinos). Algumas dessas fotos foram gentilmente cedidas pela profa. Lena Mariano, autora do *Manual de Parasitologia Humana*, 2. ed., 2007, a quem muito agradecemos.

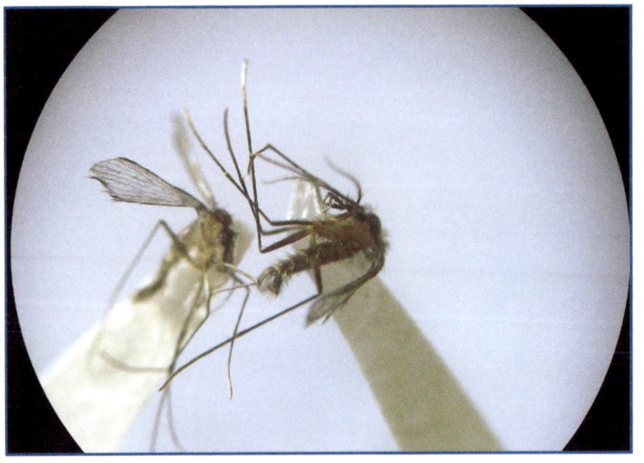

Fig. 5.28 – Casal de *Lutzomyia* sp, recém-capturado e colado em triângulo de cartolina (aumento de 200 ×). Comparar com a Fig. 4.8.

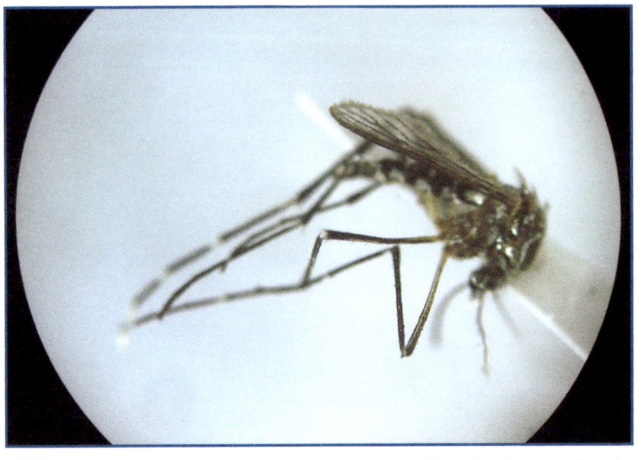

Fig. 5.29 – Fêmea de *Aedes aegypti*, recém-capturada e colada em triângulo de cartolina (aumento 200 ×). Notar as marcações prateadas no tórax, no abdome e nas patas. Comparar com a Fig. 4.14.

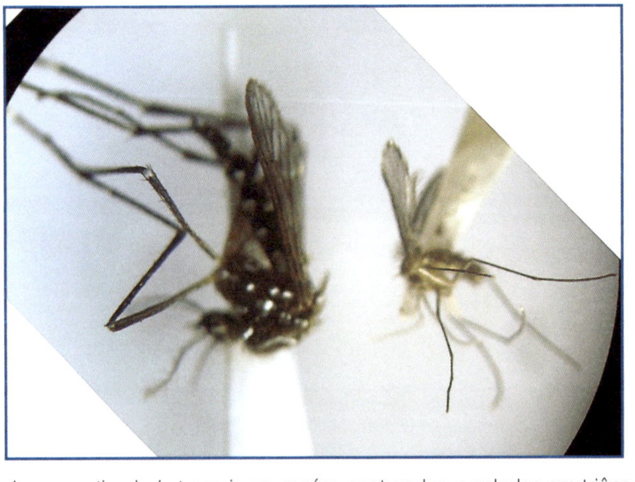

Fig. 5.30 – Fêmeas de *Aedes aegypti* e de *Lutzomyia* sp, recém-capturadas e coladas em triângulo de cartolina. Notar as dimensões e os aspectos de cada uma dessas duas importantes espécies transmissoras de patógenos (vírus e leishmania) (aumento 200 ×). Comparar com as Figs. 4.8 e 4.14.

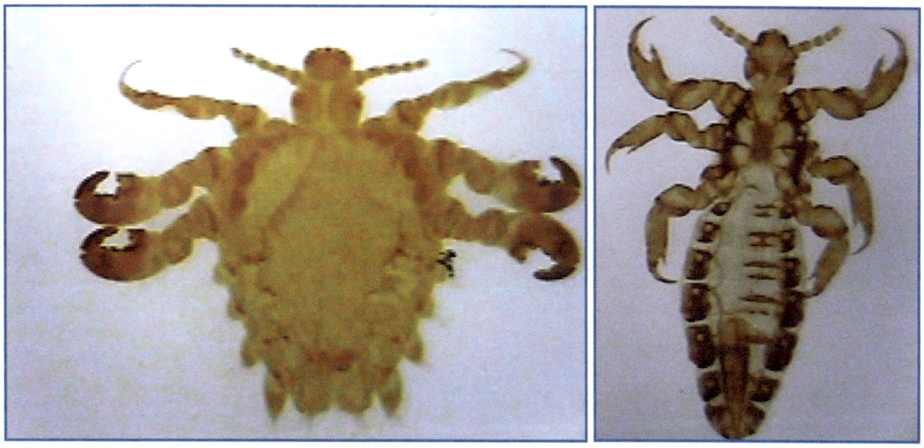

Fig. 5.31 – Fêmea de *Pthirus pubis* e macho de *Pediculus capitis*, montados entre lâmina e lamínula (aumento 200 ×). Comparar com as Figs. 4.25 e 4.26.

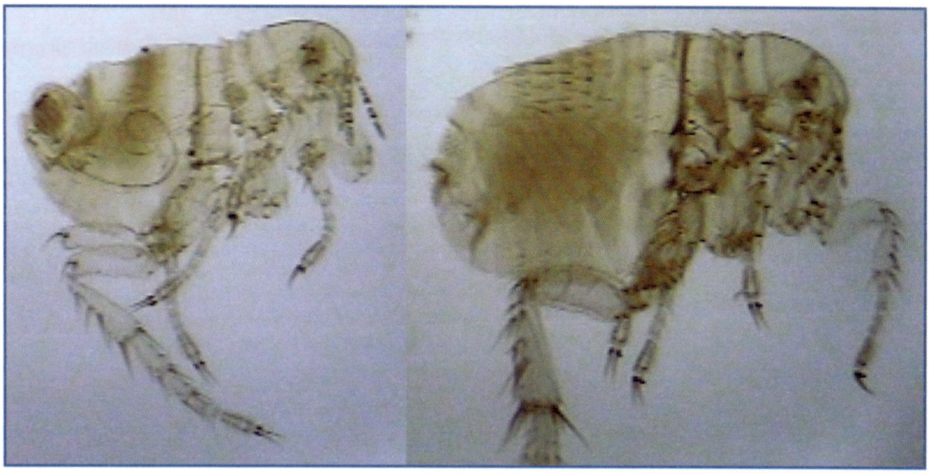

Fig. 5.32 – Casal de *Pulex irritans*, montados entre lâmina e lamínula (aumento 200 ×). Comparar com as Figs. 4.27 e 4.28.

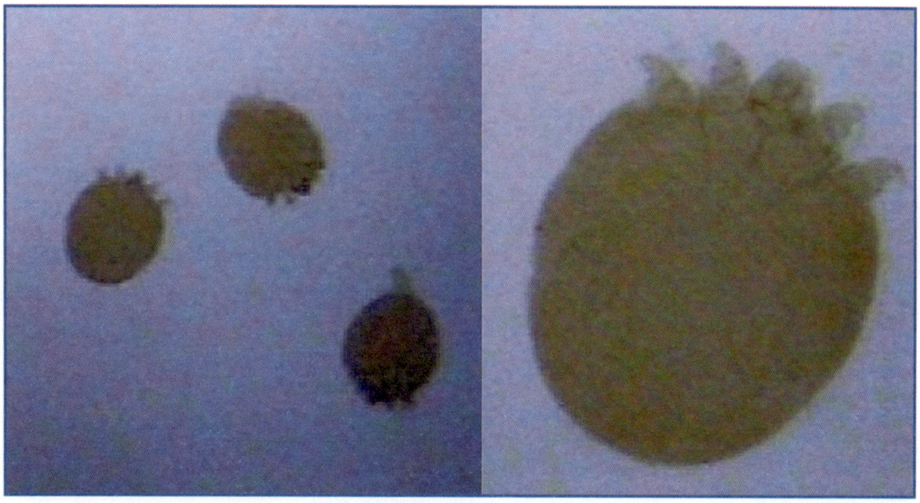

Fig. 5.33 – *Sarcoptes scabiei*, obtidos de raspagem de pele e montados entre lâmina e lamínula (aumentos 100 e 400 ×). Comparar com as Fig. 4.31 e 4.32.

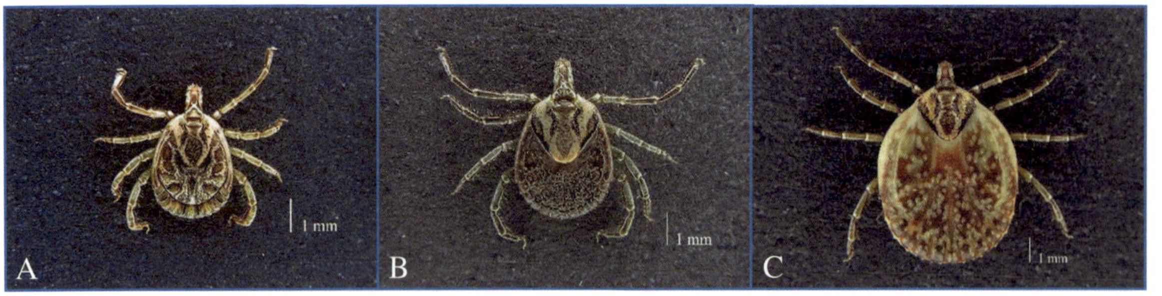

Fig. 5.34 – *Amblyomma cajennense* ou carrapato estrela: as larvas (micuins) podem picar humanos e transmitir a febre maculosa. A – Macho mede cerca de 2 mm, com escudo grande, atingindo a borda dos festões; B – fêmea mede cerca de 3 mm, com pequeno (ver Fig.4.33 e 4.34); C – fêmea repleta de ovos, medindo cerca de 1 cm. (Fotos do Dr. Daniel Sobreira Rodrigues, do Campo Experimental Santa Rita/EPAMIG, Prudente de Morais, MG.)

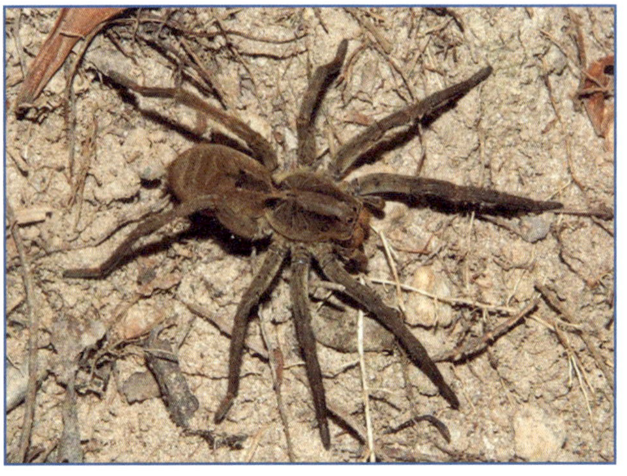

Fig. 5.35 – *Lycosa erythrognatha* ou aranha-de-grama. O corpo mede cerca de 3 cm e 10 cm incluindo pernas. Notar mancha em forma de seta no abdome (ver Fig. 4.39). Os acidentes com essas aranhas são comuns, causando intensa dor no local da picada durante cerca de uma hora. O veneno é neurotóxico. (Foto do Pedro H. Martins, Laboratório de Aracnologia, Dep. de Zoologia, ICB/UFMG.)

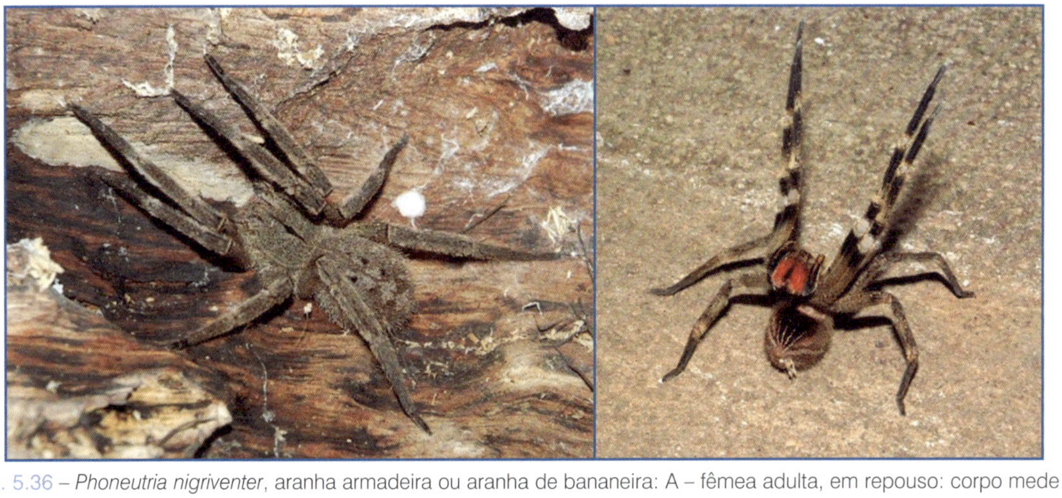

Fig. 5.36 – *Phoneutria nigriventer*, aranha armadeira ou aranha de bananeira: A – fêmea adulta, em repouso: corpo mede 3 cm e 12 cm incluindo pernas; B – macho em posição de defesa ou armando o bote (notar o ventre negro). (Ver Fig. 4.38 e 4.39). São aranhas agressivas, com grande número de acidentes. O veneno é neuromuscular. (Fotos do Pedro H. Martins, Laboratório de Aracnologia, Dep. de Zoologia ICB/UFMG.)

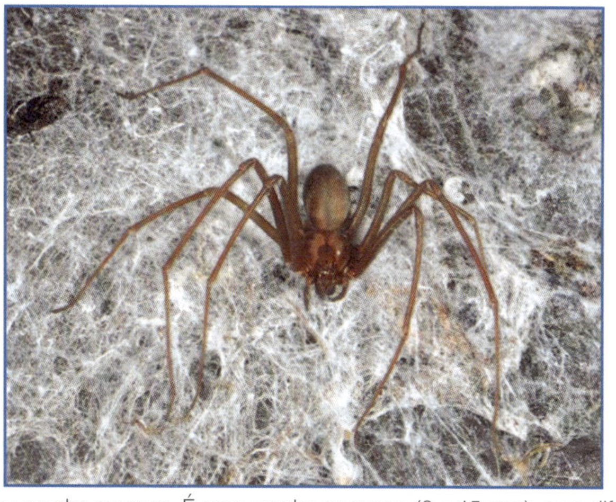

Fig. 5.37 – *Loxosceles similis* ou aranha marrom. É uma aranha pequena (8 a 15 mm), com diferentes espécies encontradas no mundo todo. O veneno é proteolítico, provocando necroses no local da picada. É responsável pelos envenenamentos mais comuns e mais perigosos, não só pelo número de acidentes como também pela dificuldade do tratamento. (Foto do Pedro H. Martins, Laboratório de Aracnologia, Dep. de Zoologia ICB/UFMG.)

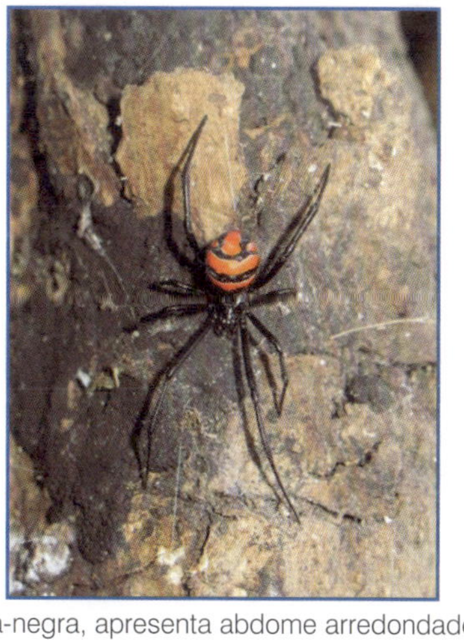

Fig 5.38 – *Latrodectus curacaviensis* ou viúva-negra, apresenta abdome arredondado, com marcações negras e vermelhas. Corpo mede cerca de 1 cm e 6 cm incluindo pernas. Ocorrem no mundo todo. O veneno é neurotóxico. (Foto do Pedro H. Martins, Laboratório de Aracnologia, Dep. de Zoologia, ICB/UFMG.)

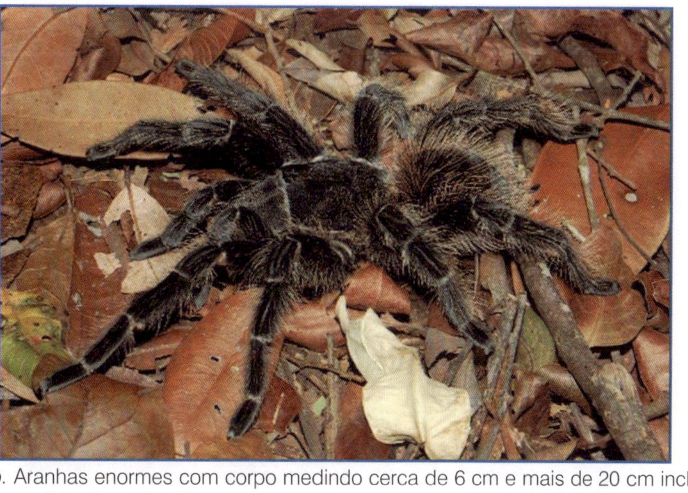

Fig 5.39 – *Lasiodora sp.* Aranhas enormes com corpo medindo cerca de 6 cm e mais de 20 cm incluindo as pernas. Raramente picam humanos (Ver Fig. 4.38, A), mas seus pelos podem ocasionar edemas oculares, nasais ou bucais, provocando dificuldade respiratória, pois quando irritadas lançam os pelos abdominais. Existem cerca de 300 gêneros no mundo; *Lasiodora* é mais comum no Nordeste, *Avicularia* na Amazônia e *Grammostola* no sul do país. (Foto do Pedro H. Martins, Laboratório de Aracnologia, Dep. de Zoologia ICB/UFMG.)

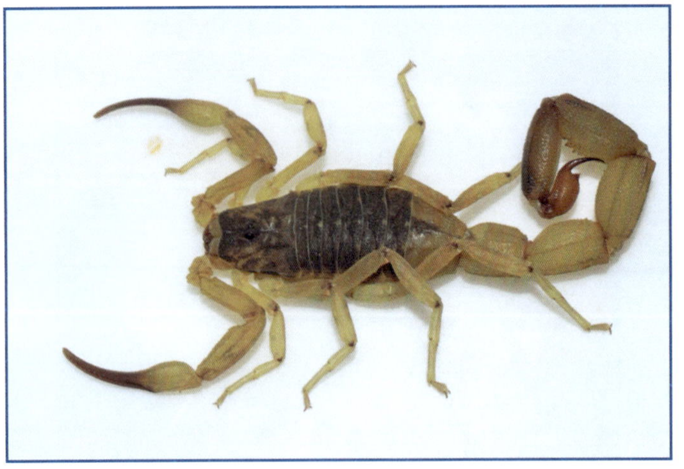

Fig. 5.40 – *Tityus serrulatus* ou escorpião amarelo, sendo o grande responsável pela maioria dos acidentes escorpiônicos, que variam de forte dor no local da ferroada até complicações generalizadas e morte, em decorrência do veneno potente. Tem ampla distribuição no país. Mede cerca de 7 cm. Notar no 4º segmento caudal as serrilhas que caracterizam a espécie (Ver Fig. 4.40). (Foto do Prof. Leonardo Souza Carvalho, Dep. de Zoologia, UFPI, Campus Floriano.)

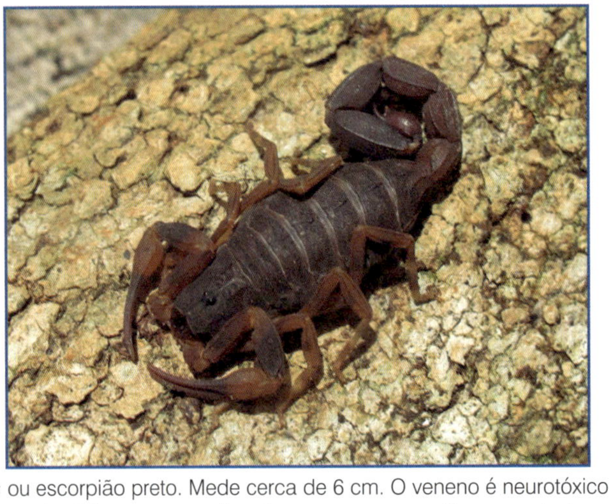

Fig. 5.41 – *Tityus bahiensis* ou escorpião preto. Mede cerca de 6 cm. O veneno é neurotóxico e os acidentes com essa espécie são menos frequentes e também com complicações menos graves. Ocorre no leste e centro do país. (Foto do Dr. Pedro Henrique Martins, Laboratório de Aracnologia, Dep. de Zoologia, ICB/UFMG).

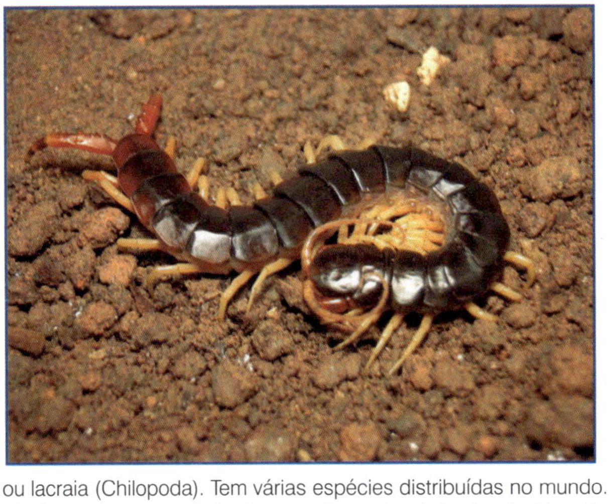

Fig 5.42 – *Scolopendra sp.* ou lacraia (Chilopoda). Tem várias espécies distribuídas no mundo. Mede cerca de 16 cm (ver Fig. 4.41). Os acidentes não são frequentes, caracterizados por dor no local da picada. Na cabeça (parte recurvada da foto, vendo-se duas antenas) encontra-se o aparelho bucal com fortes mandíbulas e as glândulas do veneno. Possui 21 pares de pernas, sendo o último maior, funcionando como pinças para segurar a presa. (Foto do Prof. Leonardo Souza Carvalho, Dep. de Zoologia, UFPI, Campus Floriano.)

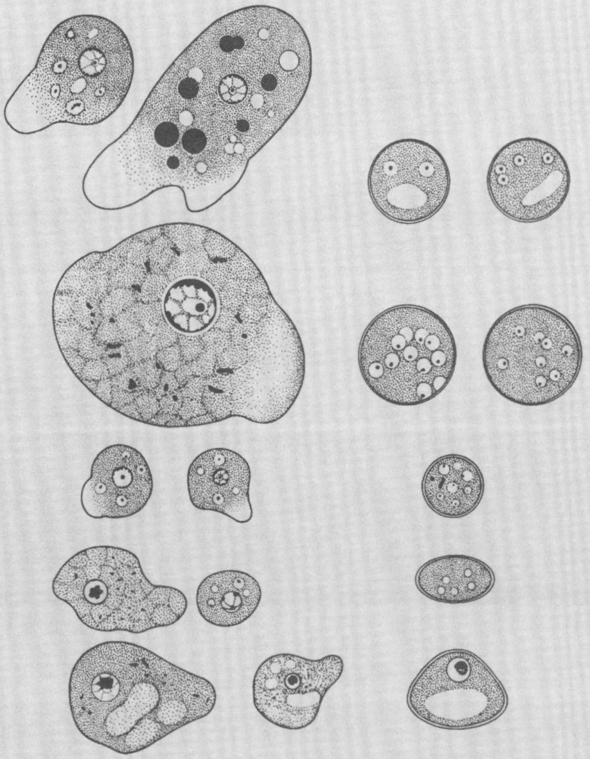

Bibliografia

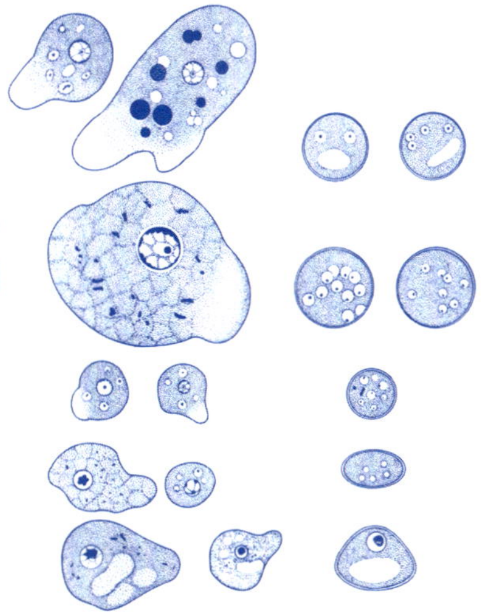

1. Brumpt E. Precis de parasitologie. 6ª ed. Paris: Masson & Cie. Editeurs; 1913.
2. Collado JG. Insectos y ácaros de los animales domésticos. 1ª ed. Barcelona: Salvat Editores; 1960.
3. Harari YN. 21 Lições para o Século 21, Companhia das Letras, 2018.
4. Neves DP, Filippis T, Dias-Lima A, Oda WY. Parasitologia Básica. 4ª ed. Rio de Janeiro: Atheneu; 2019.
5. Neves DP, Melo AA, Linardi PM, Vitor RA. Parasitologia Humana. 13ª ed. Rio de Janeiro: Atheneu; 2016.
6. Soerensen B. Animais peçonhentos. 1ª ed. Rio de Janeiro: Atheneu; 1990.
7. Escola de Veterinária da UFMG. Cadernos Técnicos de Veterinária e Zootecnia, n. 44, outubro de 2004.
8. Linardi PM, Guimarães LR. Sifonápteros do Brasil. Museu de Zoologia da USP, 2000.
9. Rey L. Parasitologia. 3ª ed. Rio de Janeiro: Guanabara-Koogan; 2001.
10. Perrier R. Zoologie. 5ª ed. Paris: Masson & Cie. Editeurs; 1912.
11. Mariano LMM, Mariano APM, Silva MM. Manual de parasitologia humana. 2ª ed. Ilhéus: Editora da UECS; 2007, 110 p.
12. De Carli GA. Parasitologia clínica. 2ª ed. Rio de Janeiro: Atheneu; 2001, 810 p.
13. De Carli GA, Tasca T. Atlas de diagnóstico em parasitologia humana. Rio de Janeiro: Atheneu, 2014.

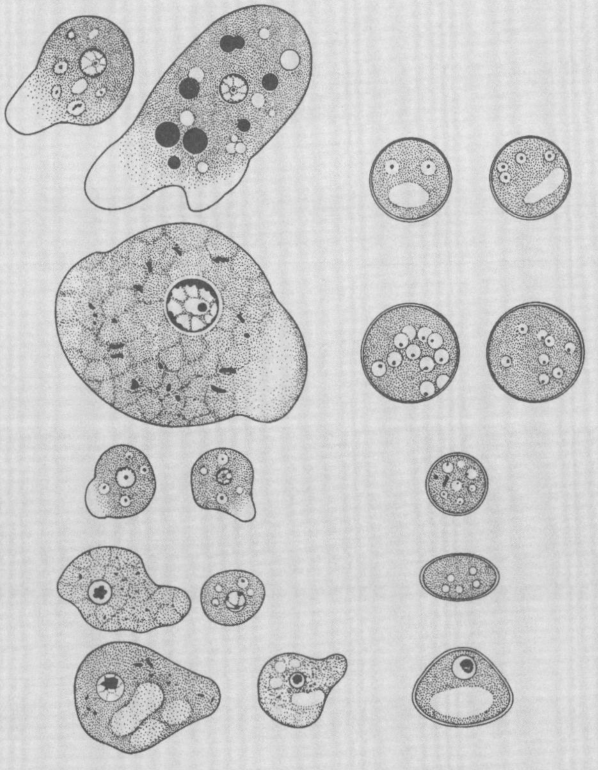

Índice Remissivo

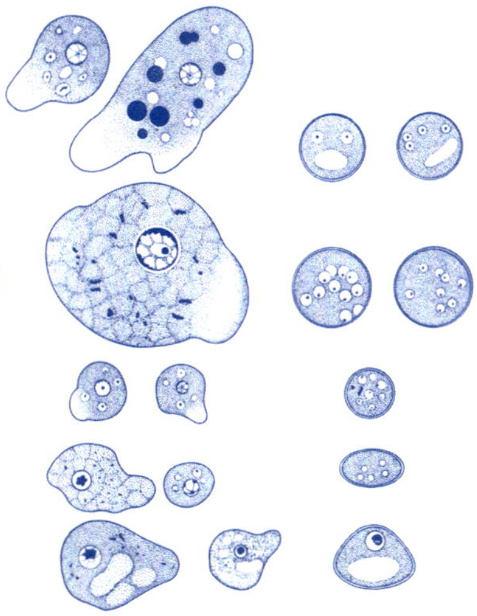

R

S

T

W

X

Y

IMPRESSÃO:

PALLOTTI
GRÁFICA

Santa Maria - RS | Fone: (55) 3220.4500
www.graficapallotti.com.br